Marlene Pirker

Vegane Ernährung während der Schwangerschaft und ersten Lebensjahre

Welche Auswirkungen hat eine vegane Lebensweise auf Mütter und Kinder?

Bibliografische Information der Deutschen Nationalbibliothek:

Die Deutsche Nationalbibliothek verzeichnet diese Publikation in der Deutschen Nationalbibliografie; detaillierte bibliografische Daten sind im Internet über http://dnb.d-nb.de abrufbar.

Impressum:

Copyright © Science Factory 2019

Ein Imprint der Open Publishing GmbH, München

Druck und Bindung: Books on Demand GmbH, Norderstedt, Germany

Covergestaltung: Open Publishing GmbH

Inhaltsverzeichnis

Hinweis V

1 Einleitung und Fragestellung 1

2 Methodik 3

3 Schwangere und Stillende 4

    3.1 Empfehlungen für die Nährstoffzufuhr 4

    3.2 Ernährungsphysiologische Bewertung veganer Ernährung bei Schwangeren und Stillenden 5

    3.3 Muttermilch von Veganerinnen 10

    3.4 Beispiel für die praktische Umsetzung 11

    3.5 „Vegan- Vegetarian diets in pregnancy: danger or panacea? A systematic narrative review" 11

    3.6 „A maternal vegetarian diet in pregnancy is associated with hypospadias" 13

4 Säuglinge und Kleinkinder 16

    4.1 Empfehlungen für die Nährstoffzufuhr 16

    4.2 Ernährungsphysiologische Bewertung veganer Ernährung bei Säuglingen und Kindern 17

    4.3 Sojabasierte Säuglingsnahrung 19

    4.4 Nährstoffsupplementation bei Säuglingen 22

    4.5 Entwöhnung und Beikost 23

    4.6 Beispiel für die praktische Umsetzung 24

    4.7 „The Growth of vegetarian children: The Farm Study" 24

    4.8 „Growth and Development of British vegan children" 26

    4.9 Makrobiotische Ernährung bei Säuglingen 27

5 Expertenstellungnahmen 28

    5.1 Position der Deutschen Gesellschaft für Ernährung 28

    5.2 Position of the American Dietetic Association: Vegetarian Diets 29

6 Erfahrungsberichte 31

7 Diskussion 33

Zusammenfassung 36

Tabellenverzeichnis 37

Literaturverzeichnis 38

Anhang 44

Hinweis

In der gesamten Bachelorarbeit wurde aufgrund der besseren Lesbarkeit das männliche Substantiv für beide, weibliche und männliche Personen, verwendet.

1 Einleitung und Fragestellung

In dieser Arbeit wird das Hauptaugenmerk auf die ernährungsphysiologische Bewertung veganer Ernährung in der Schwangerschaft und der Stillzeit, sowie im Säuglings- und Kleinkindalter bis zum dritten Lebensjahr gelegt. Vegane Ernährung zeichnet sich durch den Verzicht jeglicher tierischer Produkte in allen möglichen Varianten aus. Gründe für diese Entscheidung sind meist ethischer, gesundheitlicher, religiöser oder ökologischer Natur. Die Zahl der Menschen, die sich für eine vegane Lebensweise entscheiden, wächst. Bedauerlicherweise gibt es keine genaue Untersuchung über die Anzahl an Veganern weltweit, jedoch wird ungefähr von 1% der Weltbevölkerung ausgegangen [Veganwelt. Internet: http://www.veganwelt.de/inhalt/vegan/v-faq.html].

Die vegane Ernährung wird häufig kritisiert, da vermutet wird, dass durch die Restriktion tierischer Lebensmittel das Risiko für einen Nährstoffmangel deutlich erhöht ist, vor allem bei Menschen mit einem gesteigerten Bedarf an Makro- und Mikronährstoffen. Viele vegane Frauen entscheiden sich auch in der Schwangerschaft für die vegane Lebensweise und ernähren ihr Kind ebenfalls ohne tierische Nahrungsmittel. Die Meinungen zu diesem Thema sind kontrovers. Die verschiedenen Fachgesellschaften vertreten beispielsweise nicht die gleichen Ansichten zu dieser Problematik. Die Deutsche Gesellschaft für Ernährung (DGE) hält die vegane Ernährungsform in diesen speziellen Lebensphasen für nicht empfehlenswert, da sie davon ausgehen, dass diese Art der Ernährung nicht angemessen ist, um den Bedarf an allen Nährstoffen zu decken [Richter et al., 2016]. Im Gegensatz dazu ist die American Dietetic Association (ADA) der Meinung, dass eine gut geplante vegane Ernährung in allen Phasen des Lebens in der Lage ist, einen Menschen ausreichend mit Makro- und Mikronährstoffen zu versorgen [Craig & Mangels, 2009]. Die Anzahl an aktuellen Studien, die die Auswirkung veganer Ernährung auf Schwangere, Stillende, Säuglinge und Kleinkinder und deren Versorgungsstatus untersuchen, ist begrenzt. In vielen Bereichen wurde noch nicht ausreichend geforscht und es mangelt an Langzeitstudien mit signifikanten Ergebnissen. Unter Berücksichtigung der vorhandenen Literatur soll die Frage geklärt werden, ob eine vegane Ernährung in diesen Phasen des Lebens aus ernährungswissenschaftlicher Sicht empfehlenswert ist, oder ob sie dem Kind oder der Mutter gesundheitliche Schäden zufügen kann. Zu Beginn wird auf die Referenzwerte für Schwangere, Stillende, Säuglinge und Kleinkinder, sowie auf bestimmte Risikonährstoffe und die praktische Umsetzung der Ernährung eingegangen. Anschließend werden einige Studien, die den Effekt veganer Ernährung auf Schwangere, Stillende, Säuglinge oder auf Kleinkinder, untersucht haben, sowie die Stellungnahmen der DGE und der ADA angeführt. Am Ende werden fünf Fragebögen, beantwortet von Müttern, die einer veganen Ernährung folgen, als Erfahrungsberichte zusammengefasst.

2 Methodik

September 2016 wurde mit der systematischen Literaturrecherche zu dem Thema vegane Ernährung in der Schwangerschaft und der Stillzeit, sowie im Säuglings- und im Kleinkindalter begonnen. Dafür wurden zum größten Teil die Suchoberflächen Google Scholar und Pubmed verwendet. Englische Literatur wurde bevorzugt. Gesucht wurde mit den Begriffen „vegan diet", „pregnancy", „pregnancy outcome", „lactation", „infants" und „children". Außerdem wurde das Buch „Vegetarische Ernährung" von Leitzmann und Keller zur Ergänzung herangezogen.

3 Schwangere und Stillende

3.1 Empfehlungen für die Nährstoffzufuhr

Lebensphasen wie die Schwangerschaft und Stillzeit sind durch einen teilweise erhöhten Nährstoffbedarf gekennzeichnet. Ab dem vierten Monat steigt vor allem der Bedarf an Proteinen, Mineralstoffen und Vitaminen erheblich [Leitzmann & Keller, 2013]. In folgender Tabelle wird ersichtlich, welche Referenzwerte für die Nährstoffzufuhr für Schwangere und Stillende generell empfohlen werden.

Nährstoffe pro Tag	Schwangere		Stillende	
	Gesamtzufuhr	Relative Mehrzufuhr %	Gesamtzufuhr	Relative Mehrzufuhr %
Nahrungsenergie (kcal)	1900-2500 +250 (2. Trimester) +500 (3. Trimester)	10-13	1900-2500 +500 (in den 1. 4-6 Monaten)	25-33
Protein (g)	58 (ab dem 4. Monat)	21-23	63	31-34
Vitamin A (mg RÄ)	1,1 (ab dem 4. Monat)	38	1,5	88
Vitamin D (µg)	20	0	20	0
Vitamin E (mg TÄ)	13	8	17	42
Vitamin B_1 (mg)	1,2 (ab dem 4. Monat)	20	1,3	40
Vitamin B_2 (mg)	1,3 (ab dem 4. Monat)	25	1,4	40
Niacin (mg NÄ)	14	15	16	31
Vitamin B_6 (mg)	1,9 (ab dem 4. Monat)	58	1,9	58
Folat (µg)	550	50	450	33
Pantothensäure (mg)	6	0	6	0
Vitamin B_{12} (µg)	3,5	17	4,0	33
Vitamin C (mg)	105	10	125	0,25
Kalzium (mg)	1000	0	1000	0
Phosphor (mg)	800	14	900	29

Nährstoffe pro Tag	Schwangere		Stillende	
	Gesamtzufuhr	Relative Mehrzufuhr %	Gesamtzufuhr	Relative Mehrzufuhr %
Magnesium (mg)	310	0-3	390	26-30
Eisen (mg)	30	100	20	33
Jod (µg)	230	15	260	30
Zink (mg)	10 (ab dem 4. Monat)	43	11	47

Tabelle 1: Empfehlungen für die Nährstoffzufuhr für Schwangere und Stillende, 19-50 Jahre [DACH, 2015]
(mod. nach [Leitzmann und Keller, 2013])

3.2 Ernährungsphysiologische Bewertung veganer Ernährung bei Schwangeren und Stillenden

3.2.1 Nahrungsenergie

Der Energiebedarf erhöht sich bei schwangeren Frauen im zweiten Trimester um 250kcal/Tag, im dritten um 500kcal/Tag [s. Tab. 1]. Lebensmittel mit hoher Nährstoffdichte sollten verzehrt werden, um den erhöhten Nährstoffbedarf decken zu können, ohne dabei die Energieaufnahme drastisch zu verändern. Veganerinnen haben im Vergleich zu omnivoren Frauen häufig einen niedrigeren BMI [Tonstad et al., 2009]. Bei einem zu niedrigen Körpergewicht erhöht sich das Risiko eines zu geringen Geburtsgewichtes und das Risiko für Fehlgeburten [Leitzmann & Keller 2013]. Schwangere Veganerinnen sollten daher auf eine ausreichende Energiezufuhr achten. Für ausschließliches Stillen in den ersten vier bis sechs Monaten ergibt sich ein Mehrbedarf von ebenfalls 500kcal/Tag [s. Tab. 1]. Der Bedarf bei partiellem Stillen, nach Einführung der Beikost, ist jedoch abhängig von der Intensität und der Dauer des Stillens, daher wird kein Richtwert für die zusätzliche Kalorienzufuhr angegeben [EFSA, 2013].

3.2.2 Protein

Ab dem vierten Schwangerschaftsmonat erhöht sich der Proteinbedarf um ungefähr 20%, was zu einer Steigerung von 10g/Tag führt. Der Mehrbedarf ergibt sich durch die Gewebeneubildung des Fetus und durch die Vermehrung der Hämoglobinspeicher. Stillende sollten 63g/Tag Protein aufnehmen [DACH, 2015]. Die

Proteinaufnahme von Veganern ist meist niedriger als die der Mischköstler und Lacto-Ovo- Vegetarier. Sie kommen jedoch den Empfehlungen für die Zufuhr häufig sehr nahe, da die Proteinzufuhr bei den meisten Menschen weit über den Referenzwerten liegt [Davey et al., 2003]. In einer Studie von Haddad et al. war die Zufuhr allerdings zu niedrig [Haddad et al., 1999]. Wenn ungenügend Energie aufgenommen wird, verwendet der Körper Nahrungs- und Körperprotein zur Energiebereitstellung, was zu Mangelsymptomen bei der Mutter und dem Fetus führen kann. Eine ausreichende Zufuhr an Proteinen ist daher essentiell. Pflanzliche Proteinquellen wie Hülsenfrüchte, Nüsse, Samen und Vollkorngetreide sollten verzehrt werden.

3.2.3 Essentielle Fettsäuren

Die Bildung von Membranlipiden, Blutlipiden und von Eicosanoiden benötigt eine angemessene Zufuhr an essentiellen Fettsäuren. Arachidon- und Docosahexaensäure (DHA) helfen bei der Entwicklung des Gehirns und der Augen. Alpha-Linolensäure kann im Körper zu DHA umgewandelt werden. Natürlicherweise kommt DHA in Mikroalgen und Fischölen vor. Durch eine gesteigerte Aufnahme von α-Linolensäure kann die Umwandlungsrate erhöht werden [Brenna, 2002]. Linolsäure hemmt die Umwandlung von Linolensäure zu DHA. Veganer nehmen über die Nahrung so gut wie keine DHA auf, da sie größtenteils in tierischen Lebensmitteln vorkommt. Die vegane Kost ist allerdings meist reich an Linolsäure.

Die empfohlene Tagesmenge (2-4g/Tag) an Linolensäure ist zum Beispiel in einem halben Teelöffel Leinöl enthalten. Es gibt jedoch Hinweise darauf, dass eine Supplementierung mit alpha-Linolensäure keinen Einfluss auf den DHA-Status omnivorer Mütter oder Kinder hat [De Groot et al., 2004]. Bei Veganerinnen können Mikroalgenöle jedoch eine wichtige Rolle in der Bedarfsdeckung spielen.

3.2.4 Vitamin D

Der Bedarf an Vitamin D ändert sich in der Schwangerschaft und der Stillzeit nicht. Studien zeigten bei Veganern, die weder Vitamin D-Supplemente noch angereicherte Lebensmittel konsumierten, eine sehr niedrige Vitamin D Aufnahme [Dunn-Emke et al., 2005]. Nur wenige Nahrungsmittel enthalten nennenswerte Mengen des Vitamins, diese sind jedoch tierischen Ursprungs (z.B. fettreicher Fisch, Käse). Es ist möglich, den Bedarf durch Sonnenexposition zu decken, dies wird in nördlichen Breitengraden und im Winter problematisch. Der Verzehr von angereicherten

Lebensmitteln beziehungsweise die Einnahme von Präparaten ist daher für schwangere und stillende Veganerinnen empfehlenswert.

3.2.5 Riboflavin

In einer Studie von Majchrzak et al. war der Riboflavinstatus bei 30% der Veganer nicht zufriedenstellend, bei den Vegetariern und Mischköstlern waren es nur 10% [Majchrzak et al., 2006]. Andere Studien wiederum zeigten ähnliche Aufnahmen bei Veganern und Omnivoren [Sanders und Manning, 1992; Sanders und Purves, 1981]. Nimmt die Mutter im letzten Trimester zu wenig Riboflavin auf, ist der Riboflavingehalt in der Muttermilch signifikant niedriger [Ortega et al., 1999]. Gute Quellen für Riboflavin sind Nährhefe, Sojabohnen, Weizenkeime, Champignons, grünes Blattgemüse, Algen, Avocado, Mandeln und angereichertes Getreide.

3.2.6 Vitamin B_6

Durch den erhöhten Bedarf an Protein steigt auch der Bedarf an Vitamin B_6 um circa 60% an. Stillende sollten ebenfalls mehr Pyridoxin aufnehmen, um die Speicher nach der Schwangerschaft wieder aufzufüllen und die Verluste durch die Muttermilch auszugleichen. Waldmann et al. berichteten von einem marginalen B6-Status bei Veganern, obwohl die Zufuhr ausreichend war [Waldmann et al., 2006]. Im Gegensatz dazu zeigte eine andere Studie, durchgeführt von Majchrzak et al., dass ein Mangel sowohl bei Veganern als auch bei Vegetariern und Nicht-Vegetariern gleich häufig vorkam [Majchrzak et al., 2006].

3.2.7 Folat

Folat ist an der DNA-Synthese beteiligt und hat somit Einfluss auf die Teilung und Neubildung von Zellen. Der Mehrbedarf von 550µg/Tag in der Schwangerschaft ergibt sich durch die erhöhte Erythropoese der Mutter, das fetale Wachstum und durch die gesteigerte renale Ausscheidung. Der Folatbedarf bei Stillenden erhöht sich auf 450µg/Tag infolge der Verluste durch die Muttermilch. Bei einer Unterversorgung mit Folat im ersten Monat kann es beim Fetus zu Fehlbildungen, vor allem zu Neuralrohrdefekten, kommen. Verschiedene Fachgesellschaften (zum Beispiel DGE) empfehlen Frauen mit Kinderwunsch eine zusätzliche Folataufnahme von 400µg/Tag [DACH, 2015]. Studien zeigen, dass Veganer häufig aufgrund des hohen Verzehrs an folatreichen Blattgemüse, Hülsenfrüchten und Vollkornprodukten die Empfehlungen überschreiten [Davey et al., 2003; Majchrzak et al., 2006]. 90% der enthaltenen Folatmenge kann beim Erhitzen verloren gehen, daher sollte ein Drittel des Gemüses roh verzehrt werden.

3.2.8 Vitamin B_{12}

Ein Mangel an Vitamin B_{12} kann zu Anämie und irreversiblen neurologischen Defekten führen. Bei einer Unterversorgung der Mutter während der Schwangerschaft erhöhte sich in einigen Studien das Risiko für ein zu niedriges Geburtsgewicht, Neuralrohrdefekte, Präeklampsie, Spontanaborte, einen angeborenen Herzfehler des Kindes und weitere Komplikationen [Lopez-Quesada et al., 2003; Verkleij et al., 2006]. Nehmen stillende Frauen nicht genügend Vitamin B_{12} auf, ist der Gehalt in der Muttermilch geringer und das Risiko für einen B_{12}-Mangel beim Säugling erhöht sich [Specker et al., 1990]. Aus diesem Grund ist es besonders wichtig für schwangere Veganerinnen, auf eine ausreichende Zufuhr an Vitamin B_{12} zu achten. Die einzigen Möglichkeiten zur angemessenen Bedarfsdeckung sind angereicherte Lebensmittel oder Nährstoffpräparate.

3.2.9 Kalzium

Nimmt die Mutter nicht genügend Kalzium auf, hat das zwar keinen Einfluss auf die Kalziumversorgung des Kindes, allerdings wird der Mineralstoff aus dem Knochengewebe der Mutter mobilisiert, was zu einer Demineralisierung führen kann [Leitzmann und Keller, 2013]. Häufig zeigten sich bei der Kalziumversorgung Mängel, sowohl bei Schwangeren, als auch bei der Allgemeinbevölkerung. Veganer nahmen bei Untersuchungen wesentlich weniger Kalzium auf als Vegetarier und Mischköstler [Haddad et al., 1999; Davey et al., 2003]. Vegane Frauen sollten kalziumreiche, beziehungsweise angereicherte Nahrungsmittel verzehren und bei Bedarf Supplemente einnehmen.

3.2.10 Magnesium

Untersuchungen zeigten, dass Veganer mehr Magnesium aufnahmen als Nicht- Veganer, vor allem durch den erhöhten Verzehr von Tofu, der reich an Magnesium ist. Die Deckung des Mehrbedarfes beim Stillen sollte daher kein Problem darstellen. [Davey et al., 2003]

3.2.11 Eisen

Laut den DACH-Referenzwerten verdoppelt sich die Empfehlung zur Zufuhr an Eisen in der Schwangerschaft von 15mg/Tag auf 30mg/Tag. Beim Stillen selbst ergibt sich kein weiterer Mehrbedarf. Die erhöhte Empfehlung von 20mg/Tag soll die

Verluste der Schwangerschaft ausgleichen [s. Tab. 1]. Eine ausreichende Versorgung ist wichtig, um das Risiko einer Eisenmangelanämie zu senken, welche im Zusammenhang mit Spontanaborten, Frühgeburten, Fehlentwicklungen und geringem Geburtsgewicht steht. Frauen neigen, unabhängig von ihrer Ernährungsweise, zu einem Mangel. Die empfohlenen 30mg/Tag an Eisen für Schwangere sind sehr hoch angesetzt und werden daher in der Praxis schwer erreicht [Leitzmann & Keller, 2013]. Im Gegensatz zu den DACH-Referenzwerten geht die European Food Safety Authority jedoch davon aus, dass schwangere und stillende Frauen ausreichende Eisenspeicher besitzen und die Absorption bei Schwangeren erhöht ist. Es wird daher keine zusätzliche Aufnahme empfohlen, die empfohlene Zufuhr bleibt bei 15mg/Tag [EFSA NDA Panel, 2015]. 15mg/Tag sind vor allem mit pflanzlicher Kost deutlich einfacher zu erreichen als 30mg/Tag. Veganer nehmen viel Vitamin C und organische Säuren auf. Diese Substanzen können die Eisenabsorption wesentlich verbessern, da sie die Wirkung der Phytate herabsetzen.

Eine Supplementation mit Eisen wird nur bei einem bestehenden Mangel empfohlen [Scholl, 2005].

3.2.12 Jod

Die Jodaufnahme erhöht sich in der Schwangerschaft von 200 auf 230µg/Tag. Ein chronischer Jodmangel der Mutter während der Schwangerschaft kann beim Fetus zur fetalen Hypothyreose, Wachstumsstörungen, zur geistigen Retardierung und zu Kretinismus führen und erhöht das Risiko für Tot- oder Fehlgeburten. Bei bestehendem Mangel kann es, sowohl bei der Mutter als auch beim Neugeborenen, zur Manifestation eines Jodmangelstrumas kommen. In einer Studie von Shaikh lag die Zufuhr bei vielen veganen Frauen weit unter den Empfehlungen. Die niedrige Zufuhr führte zur vermehrten Kropfbildung oder zu Schilddrüsenfunktionsstörungen [Shaikh, 2003]. Der Jodstatus in der Milch und die Versorgung des Säuglings hängt vom Jodstatus der Mutter ab. Um den Bedarf des Kindes zu decken, muss die Milch eine Jodkonzentration von 100-120µg/L aufweisen [Zimmermann, 2007]. Schwangere und stillende Veganerinnen sollten regelmäßig ihren Jodstatus untersuchen lassen. Die Verwendung von jodiertem Salz und der gelegentliche Verzehr von Algen können den Jodstatus verbessern. Bei Bedarf können auch Nährstoffpräparate zusätzlich eingenommen werden.

3.2.13 Zink

Im Laufe der Schwangerschaft sinkt der Zink-Plasmaspiegel meist auf 35% der Werte von Nicht- Schwangeren ab, daher wird empfohlen, zusätzlich 3mg/Tag aufzunehmen [siehe Tabelle 1]. Obwohl Phytate in pflanzlichen Lebensmitteln die Absorption von Zink herabsetzen, war die durchschnittliche Zinkaufnahme bei Veganern und Omnivoren ähnlich [Sanders, 1995]. Es gab keine Belege für einen Zinkmangel bei Veganern in der westlichen Welt [Hunt, 2003]. Für Schwangere und Stillende wäre es ratsam, ihren Zinkstatus überprüfen zu lassen und bei einem bestehenden Mangel zu supplementieren.

3.3 Muttermilch von Veganerinnen

B-Vitamine, Vitamin A, C und D in der Brustmilch sind stark abhängig von der Ernährung der Mutter [Lonnerdal, 1986]. Der Mineralstoffgehalt, Gesamtfettgehalt und Cholesterinanteil werden kaum beeinflusst. Der Fettgehalt bei veganen Müttern ist ähnlich wie bei omnivoren Stillenden, die Fettzusammensetzung kann sich aber je nach Ernährungsform unterscheiden [Sanders et al., 1978]. In einer Studie an britischen Frauen stellte sich heraus, dass die Milch von Veganerinnen einen niedrigeren Anteil an gesättigten Fettsäuren und Eicosapentaensäure und einen höheren Gehalt an Linol- und Linolensäure aufwies [Specker et al., 1987]. Säuglinge können DHA synthetisieren. Diese Fähigkeit wird verbessert, wenn die Muttermilch viel Linolensäure enthält. Stillende Mütter sollten daher mehr Nahrungsmittel mit einem hohen Gehalt an Linolensäure verzehren und den Konsum von Linolsäure reduzieren. Der Vitamin D-Gehalt variierte je nach Aufnahmemenge mit der Nahrung und mit der Dauer der Sonnenexposition. Allgemein war die Vitamin D-Konzentration in der Muttermilch jedoch gering. Der B_{12}-Status variierte ebenfalls. Manche Studien berichteten, dass Vitamin B_{12} in der Muttermilch nicht für den Säugling zugängig war, jedoch unterstützen nicht alle Untersuchungen dieses Ergebnis [Specker et al., 1988]. Hughs und Sanders fanden heraus, dass der Riboflavingehalt in der Muttermilch von britischen Veganerinnen niedriger war als bei omnivoren Frauen [Hughs und Sanders, 1979]. Die Gehalte an Taurin in der Muttermilch von veganen Frauen waren ebenfalls geringer [Rana und Sanders, 1986], jedoch waren die Werte mit dem durchschnittlichen Gehalt in der US Bevölkerung zu vergleichen. Obwohl Veganer weniger Carnitin aufnahmen, waren laut Lombard et al. die Plasmakonzentrationen ähnlich oder geringfügig niedriger als die von Mischköstlern [Lombard et al., 1989]. Veganer sind in der Lage Carnitin selbst zu synthetisieren. Mangels und Messina gehen davon aus, dass die Carnitin-

Konzentration in der Muttermilch von veganen Frauen ausreichend für den Säugling ist, jedoch wurde dies nicht untersucht [Mangels und Messina, 2001]. In einer Studie von Hergenrather et al. waren die Gehalte an Umweltschadstoffen wie DDT, Chlordan und polychlorierte Biphenyle in der Muttermilch von veganen Müttern geringer [Hergenrather et al., 1981].

3.4 Beispiel für die praktische Umsetzung

Vegane, schwangere Frauen sollten mehrmals über den Tag verteilt kleine Mahlzeiten mit proteinreichen Lebensmitteln zu sich nehmen. Die folgende Tabelle gibt ein Beispiel für einen 1-Tages-Ernährungsplan für schwangere Veganerinnen.

Frühstück	125ml Orangensaft (mit Kalzium angereichert), Fruchtaufstrich, Porridge mit Ahornsirup, 1 Scheibe Vollkorntoast, 230ml angereicherte Sojamilch
Snack 1	1 Banane, ½ Vollkornweckerl mit Margarine, Kalzium- angereicherter Saft
Mittagessen	1 Portion gedämpftes Blattgemüse, Quinoa mit Sojalaibchen, 1 mittlerer Apfel, 230ml angereicherte Sojamilch
Snack 2	Heidelbeeren, Müsliriegel, 230ml Sojamilch
Abendessen	Gebratenes Gemüse mit Tofu, 1 Portion Vollkornreis, mittlere Orange
Snack 3	125ml Apfelsaft, Vollkornkekse, 2 EL Nussmus

Tabelle 2: Beispiel für einen 1-Tages-Ernährungsplan für eine vegane, schwangere Frau (mod. nach [Wasserman & Mangels, 1999])

Wenn zusätzlich Multivitamin-Präparate mit Eisen, Zink, Vitamin B_{12} und D aufgenommen werden, kann der Beispielplan den Nährstoffbedarf decken. Insgesamt stellt der Plan ungefähr 2500 kcal, 94g Protein, 70g Fett und 369g Kohlenhydrate zur Verfügung [Wasserman & Mangels, 1999].

3.5 „Vegan- Vegetarian diets in pregnancy: danger or panacea? A systematic narrative review"

Piccoli et al. veröffentlichten im Jänner 2015 einen systematischen, narrativen Review mit dem Titel „Vegan-Vegetarian diets in pregnancy: danger or panacea? A systematic narrative review" mit dem Ziel, die Literatur zum Einfluss veganer Ernährung auf den Schwangerschaftsverlauf zu untersuchen. Obwohl die vegane Ernährung immer populärer wird, gab es bis zu diesem Zeitpunkt keinen systematischen Review zu dem Thema. Da die verwendeten Studien sehr heterogen waren, wurde das Design eines narrativen Reviews gewählt. 13 wissenschaftliche Publikationen über Fetal Outcomes und neun über Nährstoffmängel bei veganen Schwangeren entsprachen den Einschlusskriterien. Vier der Studien waren aus Nordamerika, 14 aus Europa und vier aus Indien. Sie stammten aus den Jahren 1977 bis 2013. Sie wiesen eine unterschiedliche Anzahl an Fällen auf (Studien mit weniger als fünf Fällen wurden ausgeschlossen) und mussten Daten zum Schwangerschafts- und Geburtsverlauf, das Geburtsgewicht, das Schwangerschaftsalter, aufgetretene Komplikationen und bestimmte Ernährungs-parameter enthalten. Fünf Studien zeigten ein geringeres Geburtsgewicht bei der vegan-vegetarischen Ernährung im Gegensatz zu der Mischkost. Die Ergebnisse waren signifikant in einer Studie, nicht signifikant in zwei Studien. In zwei weiteren Untersuchungen wurde von der Signifikanz nicht berichtet. Bei diesen Studien gab es Einblick in die Dauer der Schwangerschaft, diese war bei den vegan-vegetarischen und bei den omnivoren Müttern ähnlich.

Bei zwei anderen Studien hingegen waren Geburtsgewicht und Größe des Säuglings höher, davon waren die Ergebnisse der einen Studie nicht signifikant. Die andere Studie berichtete von einem signifikant höherem Gewicht (durchschnittlich über 99g höher).

Keine Studie zeigte unvorteilhafte Schwangerschaftsverläufe (wie zum Beispiel Präeklampsie, HELPP Syndrom) oder schwerwiegende Fehlbildungen, mit Ausnahme einer großen Studie mit fast 8000 teilnehmenden Kindern, die von einem erhöhten Risiko für Hypospadie bei Kindern von vegan-vegetarischen Müttern [aOR 4.99; 95% confidence interval, 9% CI 2.1-11.88] berichtete. Eine Studie zeigte, dass die Häufigkeit von Hypertonie mit Proteinurie bei vegan-vegetarischen Frauen (4%) im Gegensatz zu omnivoren Schwangeren (12%) möglicherweise geringer sein könnte. Das Risiko einer Eklampsie (eine Erkrankung, die mit Krampfanfällen einhergeht) war bei Veganerinnen höher als bei omnivoren Schwangeren. Dieser Unterschied war jedoch nicht signifikant (2% vs. 0%).

Drei weitere Studien zeigten entweder eine geringere oder eine ähnliche Gewichtszunahme in der Schwangerschaft bei den vegan-vegetarischen Frauen. In einem Bericht gab es Hinweise auf eine erhöhte Anzahl an Kaiserschnitten bei veganen Müttern (10.4% zu 1.1%), die Gründe dafür wurden aber nicht geklärt. Neun Studien untersuchten Nährstoffmängel anhand verschiedener Variablen: Magnesiumaufnahme, Vitamin B_{12}-Aufnahme und -Mangel, Anämie und Eisenstatus, -aufnahme, Folataufnahme, die Aufnahme freier Fettsäuren und der Spurenelemente. Die Kohorten waren relativ klein (23-109 Frauen), bis auf eine Querschnittsstudie aus Indien mit 1150 Frauen. Obwohl die Ergebnisse und das Design der neun

Studien über die Versorgung mit Mikronährstoffen eine hohe Heterogenität aufwiesen, deuteten die Studien auf ein erhöhtes Risiko eines Mangels an Vitamin B_{12} und Eisen hin. Der Zink-Status war in einer Studie ähnlich, in einer anderen war er bei vegan-vegetarischen Frauen beeinträchtigt. Die Aufnahme von Folsäure und Magnesium war bei veganen Schwangeren höher. Die freien Fettsäuren waren bei den beiden Gruppen annährend vergleichbar. Bedauerlicherweise ist laut dem Review die Datenlage zu vegan-vegetarischen Schwangerschaften nur begrenzt. Zusätzlich gibt es keine homogenen Kontrollgruppen in den Studien. Es gab nur wenige wissenschaftliche Papers, die dieselben Informationen ähnlich darstellten, daher waren sie schwer zu vergleichen. Bei mehreren Studien gab es keinen Einblick in die Protein- und Kalorienaufnahme der Frauen. Eine Definition negativer Schwangerschaftsverläufe fehlte ebenfalls, diese Definition könnte möglicherweise variieren. Da es so gut wie keine randomisierten Studien zu diesem Thema gab, war es schwierig den Einfluss der Ernährung von Umwelteinflüssen oder anderen Lebensstilgewohnheiten, wie beispielsweise das Rauchen, abzugrenzen. Piccoli et al. kamen auf Basis der wissenschaftlichen Literatur zu dem Ergebnis, dass vegane Schwangerschaften meist ähnlich zu denen omnivorer Frauen verlaufen. Diese Schlussfolgerung gilt jedoch nur für Frauen, die die Entscheidung, sich vegan zu ernähren, freiwillig getroffen haben und sie nicht aus Armut oder limitiertem Zugang zu Essen dazu gezwungen sind. Unter Berücksichtigung der Limitationen wird eine vegan- vegetarische Ernährung in der Schwangerschaft als sicher betrachtet, mit besonderer Vorsicht bei der Versorgung mit Mikronährstoffen, vor allem mit Vitamin B_{12}, Eisen, Kalzium und Vitamin D. Das erhöhte Risiko für Hypospadie, das in einer großen Studie belegt wurde, bedarf genauerer Untersuchung, um auch mögliche andere Co-Faktoren zu identifizieren [Piccoli et al., 2015].

3.6 „A maternal vegetarian diet in pregnancy is associated with hypospadias"

Im Folgenden wird näher auf die Studie „A maternal vegetarian diet in pregnancy is associated with hypospadias", durchgeführt von North et al., eingegangen. Dabei wurde der Einfluss der Ernährung in der Schwangerschaft auf die Entstehung von Hypospadie untersucht. Beim Krankheitsbild der Hypospadie ist die Entwicklung der Urethra gestört, die Mündung der Harnröhre liegt dabei weiter unten als bei gesunden Menschen.

Vor allem wurde der Effekt einer vegetarischen Ernährung und einem damit zusammenhängenden erhöhten Konsum von Phytoöstrogenen, die möglicherweise mit der Entstehung von Hypospadie in Verbindung stehen, betrachtet. In dieser Studie wurde nicht speziell darauf eingegangen, ob sich die teilnehmenden Mütter vegan ernährten. Da der Konsum von Soja vor allem in der veganen Ernährung meist sehr stark erhöht ist, kann vermutet werden, dass die Ergebnisse für vegane Mütter ähnlich wären. Wird Soja in größeren Mengen konsumiert, könnte der Östrogengehalt die Produktion von Testosteron und so die Entwicklung des männlichen Fetus stören. Auf diese Weise könnte Östrogen eine Rolle in der Entwicklung von Fehlbildungen der Urethra wie zum Beispiel Hypospadie spielen.

Das Ziel der Studie war es, den Einfluss der mütterlichen Ernährung auf die Entstehung von Hypospadie zu identifizieren. Die Untersuchung wurde als prospektive Kohortenstudie mit 7928 Jungen durchgeführt. Die Mütter wurden zu ihrer Vorgeschichte bezüglich Geburt, Schwangerschaft, hormoneller Verhütung, ihrem Lebensstil und ihrer Ernährung mit selbst zu vervollständigenden Fragebögen befragt. Diese Fragebögen wurden in der achten, 18. und der 32. Schwangerschaftswoche und nach der Geburt in gewissen Abständen beantwortet. In der 32. Woche wurden die Frauen zu ihren Ernährungsgewohnheiten befragt. Sie mussten angeben, welche Lebensmittel sie häufig konsumierten und ob sie sich vegetarisch ernährten, wobei auch die Dauer der Ernährungsweise abgefragt wurde. Die Autoren vermuteten, dass der Fragebogen in der 18. Woche am aussagekräftigsten war, da die Genital-Entwicklung zu diesem Zeitpunkt meist abgeschlossen ist.

51 Buben wurden mit Hypospadie geboren. Zigaretten und Alkohol hatten keinen signifikanten Einfluss auf die Entstehung der Hypospadie, auch das Alter der Mutter spielte keine Rolle. Frühere Fehl- oder Totgeburten oder eine Dauer der Einnahme der Pille von <fünf Jahren hingen auch nicht mit der Entstehung zusammen. Bei Müttern, die ihre Menarche im Alter <zwölf oder ≥15 hatten, war das Risiko für die Entstehung geringer als bei Frauen, die ihre erste Periode zwischen zwölf und 14 Jahren bekamen. Dieses Ergebnis war jedoch nicht statistisch signifikant. Wurden in den ersten drei Monaten der Schwangerschaft Eisensupplemente eingenommen, war das Risiko um 0,4% höher (1%), als bei Frauen, die keine Zusätze konsumierten (0,6%, P = 0,041). Dieser Effekt wurde allerdings nur bei omnivoren Müttern beobachtet. Bei den Vegetarierinnen machte es keinen Unterschied, ob mit Eisen supplementiert wurde oder nicht. Der größte signifikante Unterschied zeigte sich bei Vegetariern und Nicht- Vegetariern, wobei 2,2% der vegetarischen Frauen ein Kind mit Hypospadie gebaren, verglichen zu omnivoren Müttern mit 0,6% (P= 0,001). Bei Müttern, die Sojamilch tranken (2,2%) und regelmäßig Sojaprodukte (1,8%) verzehrten, war die Wahrscheinlichkeit höher als bei denen, die diese

Produkte nie oder selten verwendeten. Da nur 1,4% der Mütter angegeben hatten, regelmäßig Sojamilch zu trinken und nur 2,7% wöchentlich Fleischersatzprodukte aus Soja konsumierten, konnten diese Ergebnisse jedoch nicht als statistisch signifikant angesehen werden und sollten daher noch genauer untersucht werden. Bei einem Verzehr von Hülsenfrüchten häufiger als 4-mal pro Woche stieg die Wahrscheinlichkeit einer Hypospadie auf 4,5% an (P = 0,001). Der Effekt einer vegetarischen Ernährung wurde zuvor noch nicht untersucht. Da es aber Hinweise darauf gab, dass sie mit der Entstehung von Hypospadie zusammenhängen könnte, sollte der Sachverhalt weiter untersucht werden, um die genaue Ursache und weitere Einflussfaktoren zu identifizieren. Die Menge der konsumierten Sojaprodukte sollte ebenfalls genauer erhoben werden, auch der exakte Gehalt an aufgenommen Phytoöstrogenen konnte nicht eruiert werden. Eine alternative Erklärung für das vermehrte Auftreten der Hypospadie bei Vegetariern könnten Chemikalien wie Pestizide und Düngemittel, die über Obst und Gemüse aufgenommen wurden, darstellen. Da aber nur wenige Mütter ausschließlich biologische Lebensmittel kauften, konnte der Effekt von Chemikalien nicht genau untersucht werden. Bedauerlicherweise war es nicht möglich die genaue Ursache für das erhöhte Risiko festzustellen. Da jedoch die meisten Vegetarierinnen und Veganerinnen durchschnittlich mehr Sojaprodukte und Hülsenfrüchte konsumieren und so einem höheren Gehalt an Phytoöstrogenen ausgesetzt sind, wäre ein erhöhtes Risiko für Hypospadie, ausgelöst durch Östrogene, diskutabel [North et al., 2000].

4 Säuglinge und Kleinkinder

4.1 Empfehlungen für die Nährstoffzufuhr

Säuglinge und Kinder haben bezogen auf ihr Gewicht einen erhöhten Energie- und Nährstoffbedarf im Gegensatz zu Erwachsenen. Der Anteil an Kalzium, Vitamin D und Vitamin C an der Nahrungsenergiezufuhr ist deutlich erhöht. Die folgende Tabelle zeigt, welche Referenzwerte für die Nährstoffzufuhr für Säuglinge und Kleinkinder generell festgelegt wurden.

Nährstoff	Säuglinge 0-4 Monate m/w	Säuglinge 4 bis 12 Monate m/w	Kinder 1 bis <4 m/w
Nahrungsenergie (kcal/d)	550/500	700/600	1200/1100 (PAL 1,4)
Protein (g/kg KG)	2,7 (0-1 Monat) - 1,5	1,3-1,1	1
Fett (E-%)	45-50	35-45	30-40
Omega-6- FS	4,0	3,5	3,0
Omega-3- FS	0,5	0,5	0,5
Vitamin B_1 (mg/d)	0,2	0,4	0,6
Vitamin B_{12} (µg/d)	0,4	0,8	1,0
Vitamin D (µg/d)	10	10	20
Vitamin C (mg/d)	20	20	20
Kalzium (mg/d)	220	330	600
Eisen (mg/d)	0,5	8	8
Zink (mg/d)	1,0	2,0	3,0
Jod (µg/d)	40	80	100

Tabelle 3: Empfehlungen für die Nährstoffzufuhr für Säuglinge und Kleinkinder [DACH, 2015]
(mod. nach [Leitzmann und Keller, 2013])

4.2 Ernährungsphysiologische Bewertung veganer Ernährung bei Säuglingen und Kindern

4.2.1 Protein

Enthält die Ernährung veganer Kinder genügend Energie und eine große Auswahl an pflanzlichen Nahrungsmitteln, wird der Proteinbedarf meist gedeckt [American Academy of Pediatrics, 1998]. Fulton et al. zeigten in einer Studie, dass sowohl die Protein- als auch die Aminosäurenaufnahme von veganen Kindern die Standards übertrafen [Fulton et al., 1980]. Da pflanzliches Protein nur zu ungefähr 85% verdaut werden kann und sich die Aminosäurenzusammensetzung in der veganen Kost von der Mischkost unterscheidet, steigt der Bedarf an Protein. Bei veganen Kindern unter zwei Jahren ergibt sich ein Mehrbedarf von ungefähr 30 bis 35% und bei Kindern von eins bis sechs von 20-30%. Dieser Mehrbedarf kann durch eine abwechslungsreiche, vegane Ernährung erreicht werden. Es ist von Vorteil mehrere Proteinquellen pro Mahlzeit zu verzehren, um die biologische Wertigkeit des Proteins zu erhöhen. Da Kinder häufig über den Tag verteilt essen, muss nicht unbedingt bei jeder Mahlzeit darauf geachtet werden, verschiedene Proteinquellen zu kombinieren [Messina & Mangels, 2001].

4.2.2 Fett und essentielle Fettsäuren

Einige Studien berichteten von einer niedrigeren Fettaufnahme bei veganen Kindern. Sanders und Manning fanden heraus, dass vegane Kinder eine sehr hohe Linolsäure- Aufnahme im Verhältnis 44:1 zu Linolensäure aufwiesen [Sanders und Manning, 1992].

Die frühe Einnahme von DHA führte bei Kindern zu besseren Ergebnissen bei psychomotorischen Tests im Alter von vier Monaten [Agostoni et al., 1995]. Die geistige Entwicklung war im Alter von 18 Monaten verbessert [Birch et al., 2000], sowie die visuellen Fähigkeiten [SanGiovanni et al., 2000]. Es wird empfohlen, anstelle von Sonnenblumen-, Mais- oder Leinöl Soja- oder Rapsöl zu verwenden, da diese einen höheren Gehalt an Omega-3-Fettsäuren aufweisen [Sanders und Manning, 1992].

4.2.3 Ballaststoffe

Die Ballaststoffzufuhr war bei veganen Kindern höher als bei lacto- ovo- vegetarischen und omnivoren Kindern und überstieg in manchen Fällen die Empfehlungen [Sanders und Manning, 1992]. Für Kinder ist der Verzehr von ballaststoffarmen

Lebensmittel wie zum Beispiel raffiniertem Getreide, geschälten Früchten und Gemüse, Obst- und Gemüsesäften ratsam, da Ballaststoffe sehr schnell sättigen und dadurch zu einer zu geringen Energieaufnahme führen können [Messina & Mangels, 2001].

4.2.4 Vitamin D

Wenn die Sonnenexposition nicht ausreichend ist, sollten Eltern für ihre Kinder mit Vitamin D angereicherte Lebensmittel, wie zum Beispiel Soja – oder Reismilch, auswählen oder bei Bedarf Supplemente geben.

4.2.5 Kalzium

Eine limitiere Anzahl an Studien zeigt, dass die Kalziumaufnahme veganer Kinder unter den Empfehlungen lag [Sanders und Manning, 1992]. Da eine geringe Knochenmasse und eine niedrige Kalziumaufnahme mit einem erhöhten Risiko für Frakturen bei Kindern und Jugendlichen assoziiert sind [Goulding et al., 1998], sollte darauf geachtet werden, dass vegane Kinder ebenfalls die allgemeinen Empfehlungen erreichen. Eine Supplementation kann bei Bedarf empfehlenswert sein.

4.2.6 Eisen

In einer Studie von Fulton et al. mit veganen Vorschulkindern (zwei bis fünf Jahre alt) wurde gezeigt, dass die durchschnittliche Aufnahme der Kinder über dem RDA lag [Fulton et al., 1980]. Nur eine Studie untersuchte den Eisenstatus von veganen Kindern, es wurde kein signifikanter Unterschied im Vergleich mit nicht veganen Kindern entdeckt. Bei keinem der Kinder wurde von dem Auftreten einer Anämie berichtet [Kim, 1988]. Da eine Eisenmangel-Anämie häufig vorkommen kann, ist es sehr wichtig, dass Kinder gute Eisenquellen und Lebensmittel, die die Aufnahme verbessern, zu sich nehmen [Messina & Mangels, 2001].

4.2.7 Zink

Ein Zinkmangel wurde in einer Studie zum größten Teil bei Kindern beobachtet, die große Mengen an ungesäuertem Brot verzehrten oder ein erhöhtes Risiko, beispielsweise durch eine Parasiteninfektion, aufwiesen [Prasad et al., 1963]. Eltern sollten zinkreichen Lebensmitteln besondere Aufmerksamkeit schenken. Produkte, die sowohl eine gute Protein- als auch Zinkquelle darstellen, wie Hülsenfrüchte und Nüsse, können die Aufnahme und die Absorption verbessern. Verarbeitungsmethoden wie das Einweichen von Bohnen, das Säuern von Brot und die Fermentation von Sojaprodukten können die Bioverfügbarkeit ebenfalls optimieren

[Gibson et al., 1998]. Bei Bedarf, beispielsweise bei einer Ernährung mit hohen Gehalten an Phytaten, wäre eine Supplementation ratsam.

4.2.8 Vitamin B_{12}

Vitamin B_{12} kommt nur in tierischen Produkten in ausreichenden Mengen vor. Der B_{12} Bedarf kann entweder mit angereicherten Lebensmitteln oder mit Zusätzen erreicht werden. Eine Vitamin B_{12} Supplementation ist für vegane Kinder essentiell, um irreversible Schäden zu verhindern [American Dietetic Association, 1997].

4.3 Sojabasierte Säuglingsnahrung

Die American Academy of Pediatrics empfiehlt, in den ersten 6 Monaten des Säuglings die Muttermilch als alleinige Nährstoffquelle zu verwenden. Außerdem raten sie, das Stillen mindestens für die ersten zwölf Monate fortzusetzen und zusätzlich angemessene Beikost zu füttern [American Academy of Pediatrics, 1997]. Werden vegane Säuglinge nicht gestillt, ist sojabasierte Säuglingsnahrung die einzige Möglichkeit, um das Kind ausreichend zu versorgen [American Academy of Pediatrics, 1998]. Selbstgemachte Sojamilch, Reismilch, Nussmilch oder wasserbasierter Babybrei sind für die Ernährung von Säuglingen aufgrund des niedrigen Energiegehaltes nicht empfehlenswert. Kinder unter einem Jahr sollten außerdem keine kommerzielle Sojamilch erhalten, da die Bioverfügbarkeit von Eisen und Zink in Sojamilch sehr gering ist und so der Bedarf an diesen Nährstoffen mit kommerzieller Sojamilch nicht gedeckt werden kann. Wird Sojamilch später mit eisen- und zinkreichen Lebensmitteln kombiniert, können sie gemeinsam den Bedarf an diesen Mikronährstoffen decken. Der Protein- und Natrium- Gehalt in Sojamilch gleicht dem von Kuhmilch, der Kaliumgehalt ist etwas höher. Sojamilch stellt eine gute Quelle für Linol- und alpha-Linolensäure dar. Der Fettgehalt von Sojamilch beträgt nur 2%, daher sollten Nahrungsmittel, die genügend Fett liefern, in die Ernährung eingeschlossen werden. Bis das Kind in der Lage ist, 700ml Sojamilch am Tag zu trinken oder zumindest zwei Jahre alt ist, sollten weiterhin Muttermilch und sojabasierte Säuglingsnahrung gegeben werden, um eine ausreichende Versorgung an Energie und Nährstoffen zu gewährleisten [Mangels und Messina, 2001].

4.3.1 „Safety of Soya based infant formula"

Die einzige Möglichkeit für nicht gestillte, vegane Kinder oder Kinder mit Kuhmilch- Allergie oder Lactoseintoleranz genügend Energie aufzunehmen, ist sojabasierte Säuglingsnahrung. Dabei stellt sich die Frage, ob diese Nahrung eine gesunde

Alternative für Säuglinge darstellt oder sie sich womöglich negativ auf das Kind auswirken kann. 2014 veröffentlichten Vandenplas et al. einen systematischen Review mit einer Meta- Analyse zum Thema „Safety of soya based infant formulas in children". Die Sicherheit der sojabasierten Säuglingsnahrung (soy based infant formula – SIF) wurde in Bezug auf das Wachstum, die Knochengesundheit, Kognition und reproduktive und kognitive Funktionen untersucht. Für den Review wurden Fall- Kontroll-, Kohorten-, Querschnittstudien und klinische Studien verwendet, bei denen Kinder, die sojabasierte Nahrung bekamen, mit Kindern verglichen wurden, die andere Säuglingsnahrung erhielten. Studien auf Englisch oder Spanisch wurden eingeschlossen. Insgesamt wurden 35 Studien zur Analyse verwendet. Die Effekte von SIF wurden mit folgenden Parametern untersucht: Gewicht- oder Größenveränderungen, Kalzium Metabolismus und/oder Knochendichte; Phyto-Östrogengehalt im Blut oder Urin; die Effekte von Phyto-Östrogenen auf die reproduktiven oder endokrinen Fähigkeiten und die Effekte auf die Kognition oder das Verhalten. Studien, die die Effekte von Phytaten und Aluminium untersuchten, wurden ebenfalls eingeschlossen [Vandenplas et al., 2014]. Viele Kritiker sind gegen die Verwendung von Soja, vor allem wegen des hohen Gehaltes an Aluminium (500-2500 µg/l vs. 15-400 µg/l (Kuhmilch) vs. 4-65µg/l (Muttermilch)) und Phytaten (1.5%). Letztere können die Absorption von Mineralstoffen und Spurenelementen beeinträchtigen [American Academy of Pediatrics, 1998]. Die in Soja enthaltenen Phytoöstrogene stellen ebenfalls ein viel diskutiertes Thema dar. SIF enthält 32-47mg/l Isoflavone, wobei Muttermilch nur 1-10µg/l aufweist. Die drei Hauptaglycone, die in SIF vorkommen, sind Genistein, Daidzein und Glycitein. Besonders Genistein wird häufig diskutiert, weil es sich möglicherweise negativ auf die sexuelle und neurologische Entwicklung, die Reproduktion, Immunfunktion und Schilddrüsen-funktion auswirkt [UK Committee on Toxicity, 2003]. 14 randomisierte, kontrollierte Studien kamen zu dem Ergebnis, dass es in Bezug auf die Gewichts- (standardised mean difference - SMD 0.13, 95% CI -0.15, 0.41, P = NS) und Größenzunahme (SMD 0.24, 95% CI -0.10, 0.57, P = NS) im ersten Lebensjahr keinen Unterschied zwischen der Verwendung von SIF, Muttermilch und Kuhmilch gab. Außerdem zeigten sich keine Hinweise auf einen Effekt von sojabasierter Säuglingsnahrung auf die Hb-Levels (SMD 0.14, 95% CI -0.52, 0.24, P = NS), den Gesamtprotein- (SMD 0.08, 95% CI -1.12, 0.97, P = NS) oder Zinkgehalt (SMD 0.13, 95% CI -0.15, 0.41, P = NS). Phytate können die Absorption von Zink, Kalzium, Eisen und Phosphor herabsetzen. In den Studien, die miteinbezogen wurden, wurde kein negativer Effekt von Phytat auf das Wachstum, die Hb Levels oder die Kalzium- und Zink- Serumlevels gefunden, da moderne Sojanahrung mit vielen Mikronährstoffen angereichert ist. Die früher verwendete Sojanahrung ohne Zusätze hatte einen negativen Effekt auf die Kalziumkonzentration (SMD -0.50, 95% CI -0.93, 0.08, P 0.01). Diese negativen Auswirkungen verschwanden jedoch, als die verbesserte, angereicherte SIF (SMD -0.44, 95% CI -1.01, 0.12, P = NS) verwendet wurde. Sechs weitere randomisierte, kontrollierte Studien zeigten, dass SIF in Bezug auf die Knochenmineraldichte (SMD -0.12, 95% CI -1.46, 1.22, P = NS) sicher ist. Um mögliche negative Effekte auf die neurologische Entwicklung auszuschließen, wurden neun- bis zehnjährige Kinder, die im ersten Lebensjahr mit SIF gefüttert wurden, untersucht. In Bezug auf den IQ, Verhaltensprobleme, Lernschwächen und emotionale Probleme wurden ebenfalls keine Unterschiede entdeckt. Eine weitere prospektive Kohortenstudie verglich die Entwicklung von Kindern, die gestillt wurden, mit denen, die entweder Kuhmilch- oder sojabasierte Säuglingsnahrung erhielten. 391 gesunde Säuglinge wurden im Alter von drei, sechs, neun und zwölf Monaten untersucht. Es wurde kein Unterschied zwischen der Kuhmilch und der sojabasierten Nahrung gefunden. Die Kinder, die gestillt wurden, hatten einen kleinen Vorteil in Bezug auf die kognitive Entwicklung gegenüber denen, die Fertignahrung erhielten. Zwei randomisierte, kontrollierte Studien und eine Kohortenstudie untersuchten die Immunfunktion und das Risiko für respiratorische und gastrointestinale Erkrankungen. In Bezug auf die B- Lymphozyten, T- Lymphozyten, Killerzellen und die Konzentrationen von IgA, IgG und IgM waren die Ergebnisse vergleichbar. Die Anzahl an Kindern, die an Durchfall oder respiratorischen Infektionen erkrankten, war ebenfalls ähnlich. Obwohl SIF höhere Gehalte an Aluminium aufweist, wurde die akzeptable tägliche Aufnahmemenge von 1mg/kg nicht überschritten. Es gab außerdem keine Hinweise auf negative Gesundheitseffekte von Aluminium auf den Säugling und wird daher nicht als Sicherheitsproblem gesehen. Für Frühgeburten oder Babys mit Nierenversagen ist diese Säuglingsnahrung aufgrund des Aluminiumgehaltes jedoch ungeeignet. Eine randomisierte, kontrollierte Studie und eine Querschnittstudie zeigten mit sehr niedriger Evidenz einen Zusammenhang zwischen SIF und erhöhten Serum- und Urinlevels an Genistein und Daidzein und ähnliche Gehalte an Equol. Es wurde kein signifikanter Zusammenhang zwischen dem Gehalt an Isoflavonen oder Hormonen bei Säuglingen und SIF gefunden. Trotz der höheren Aufnahme an Isoflavonen durch SIF stellt sich die Frage, ob diese biologisch aktiv sind. Einige Autoren zeigten, dass die Phytoöstrogene im Plasma von SIF- gefütterten Säuglingen zum größten Teil in der konjugierten Form auftraten und daher keine hormonalen Effekte auslösen konnten. Zwei Kohortenstudien entdeckten mit mittlerer Evidenz einen möglicherweise nachteiligen Effekt sojabasierter

Säuglingsnahrung auf eine verfrühte Menarche. Eine Querschnittstudie und eine Fallkontrollstudie zeigten mit sehr niedriger Evidenz ein potentiell erhöhtes Risiko für das Vorkommen von Brustgewebe im zweiten Lebensjahr. 2010 wurde ein Bericht veröffentlicht, bei dem ein Zusammenhang zwischen SIF und Uterusmyomen beobachtet wurde, dieses Ergebnis war jedoch nicht signifikant. Einige Fallberichte zeigten eine mögliche Verbindung zwischen SIF und endokriner Dysfunktion. Es gab keinen signifikanten Zusammenhang zwischen sojabasierter Säuglingsnahrung und einer Störung der Schilddrüsenfunktion bei gesunden Säuglingen. Für Kinder mit erhöhtem Risiko für Allergien oder Nahrungsmittelunverträglichkeiten ist SIF, aufgrund des hohen Allergiepotentials, möglicherweise ungeeignet und wird daher bei der Prävention von Allergien und Unverträglichkeiten nicht empfohlen.

Auf Basis der vorhandenen wissenschaftlichen Literatur kommen Vandenplas et al. zu dem Ergebnis, dass es bezüglich des Wachstums, des Proteingehaltes, der Knochenmineralisation und einer normalen Entwicklung des Immunsystems keine Bedenken gibt, angereicherte, sojabasierte Säuglingsnahrung zu verwenden. Es wurden keine signifikanten Effekte auf die reproduktiven Funktionen bei Menschen gefunden. Bezüglich der ernährungsphysiologischen Eignung, der sexuellen und der neurologischen Entwicklung, Schilddrüsenerkrankungen und Immunfunktionen wurden keine Nachteile aufgedeckt. Die US Food and Drug Administration hat sojabasierte Säuglingsnahrung als sicher beurteilt [Vandenplas et al., 2014].

4.4 Nährstoffsupplementation bei Säuglingen

Die Richtlinien für die Supplementation von Nährstoffen sind für vegane Säuglinge dieselben wie für omnivore Kinder, mit der Ausnahme von B_{12} und Zink. Da die mütterlichen B_{12} Speicher möglicherweise nicht für das Kind zugänglich sind, sollten Säuglinge dieses Vitamin in Form von Präparaten zugeführt bekommen (0,4µg/Tag in den ersten vier Monaten, 0,8µg/Tag bis zum zwölften Monat, 1µg/Tag ab dem ersten Lebensjahr) [DACH, 2015]. Die Zink Konzentration in der Muttermilch sinkt mit der Zeit, daher sollten zinkreiche Lebensmittel in die Ernährung eingebaut werden. Ist die Nahrung jedoch zinkarm oder die Bioverfügbarkeit gering, wäre es empfehlenswert, mit Zink zu supplementieren. Die American Academy of Pediatrics hält eine Zink- Supplementation für nicht empfehlenswert, da es kaum Belege für klinische Mangelerscheinungen bei Vegetariern und Veganern gibt [American Academy of Pediatrics, 1998]. Die Vitamin D Konzentration in der Muttermilch ist sehr gering. Daher wird eine Supplementation von 400- 500IU

Vitamin D/ Tag für Säuglinge ab dem dritten Monat, die kaum der Sonnenexposition ausgesetzt sind, empfohlen. 30 Minuten mit der Windel oder zwei Stunden voll bekleidet ohne Hut an der Sonne pro Woche sollten für hellhäutige Säuglinge im gemäßigtem Klima reichen, um den Vitamin D Bedarf zu decken. Für dunkelhäutige Kinder in der nördlichen Klimazone wird die Einnahme von Präparaten aufgrund des erhöhten Mangelrisikos empfohlen [Wabitsch et al., 2011]. Die Eisenkonzentration sinkt in der Muttermilch. Ab dem vierten bis sechsten Monat sollten daher Präparate oder angereicherte Nahrungsmittel aufgenommen werden. Je nach Fluoridierung des Wassers, sollte mit Fluorid (0.25mg/d) nach sechs Monaten supplementiert werden. Bei der Geburt erhalten alle Säuglinge eine Einzelgabe Vitamin K (0.5-1mg) [Mangels und Messina, 2001].

4.5 Entwöhnung und Beikost

Die Richtlinien für die Einführung der Beikost sind ebenfalls dieselben wie die für omnivore Kinder. Wenn Kinder entwöhnt werden, ist es von großer Bedeutung, dass die Ernährung reich an Kalzium, Eisen, Zink und B_{12} ist. Bei Bedarf wäre der Einsatz von Supplementen ratsam. Vegane Kleinkinder sollten energiedichte Nahrung in Form von drei Mahlzeiten und zwei bis drei Zwischenmahlzeiten am Tag erhalten, um den Energie- und Nährstoffbedarf zu decken [Messina & Mangels, 2001]. Die Einführung der Beikost wird ab dem sechsten Monat empfohlen. Eisenangereicherter Babybrei eignet sich gut als erste, feste Nahrung, da er viel Energie und Eisen in leicht verdaulicher Form liefert. Reisbrei wird häufig verwendet, da er hypoallergen ist. Muttermilch oder Säuglingsnahrung sollten weiterhin ein Bestandteil der Ernährung bleiben. Wird Getreide gut vertragen, können pürierte Früchte und Fruchtsäfte, püriertes Gemüse und Gemüsesäfte ausprobiert werden. Der Saftkonsum sollte jedoch limitiert werden, da eine exzessive Zufuhr zu Durchfall führen kann. Ab dem siebten und achten Monat können weitere hochwertige Proteinquellen ausprobiert werden, dazu zählen pürierte, gekochte Bohnen, pürierter Tofu und Sojajoghurt [American Academy of Pediatrics, 1998]. Wenn die Muttermilch oder Säuglingsnahrung zum größten Teil ersetzt wurde, muss darauf geachtet werden, Lebensmittel zu verwenden, die eine hohe Energie- und Nährstoffdichte aufweisen. Beispiele dafür wären weicher Tofu, Bohnenaufstriche, Avocado und getrocknete Früchte. Da Fett sehr energiereich ist, könnte es von Vorteil sein, kleinere Mengen an weicher Margarine oder Pflanzenölen in die Ernährung einzubauen, wenn das Kind etwas älter ist. Dabei sollte darauf geachtet werden, dass das Öl reich an Linolen- und/ oder arm an Linolsäure ist [Mangels und

Messina, 2001]. Es ist möglich, dass gesunde, vegane Kinder ein niedrigeres Risiko für Allergien aufweisen, da sie keine Kuhmilch konsumieren, die als Hauptquelle für Allergien gilt. Lebensmittel, die in der veganen Ernährung Allergien auslösen können, wären beispielsweise Erbsen, Maisprodukte, Zitrusfrüchte, Sojaprodukte und Weizen. Jedoch ist bei Kindern ohne erhöhtem Allergierisiko die Wahrscheinlichkeit, dass durch sojabasierte Säuglingsnahrung Allergien ausgelöst werden, niedriger als bei Kuhmilch. Bei der Einführung der Beikost sollte ein Lebensmittel nach dem anderen ausprobiert werden, um die Verträglichkeit zu testen [American Academy of Pediatrics, 1998].

4.6 Beispiel für die praktische Umsetzung

Die folgende Tabelle zeigt ein Beispiel für einen 1- Tages- Ernährungsplan für einen neun Monate alten Säugling.

Frühstück	¼ Tasse Baby Brei (angereichert mit Eisen), 2 TL Weizenkeime, Muttermilch (ungefähr 700ml/Tag)
Snack 1	100ml Apfelsaft (mit Vitamin C und Kalzium), ¼ Scheibe Vollkornbrot
Mittagessen	30g pürierter Tofu, 1 EL gedämpfter Brokkoli (zerkleinert), 2 EL pürierte Banane, ¼ Scheibe Vollkornbrot, Muttermilch
Snack 2	Muttermilch, 1 Vollkornkeks
Abendessen	¼ Tasse Baby Brei (angereichert mit Eisen), 2 TL Weizenkeime, 2EL pürierte Bohnen, 1 EL Kürbispüree, 1 EL Apfelmus, Muttermilch

Tabelle 4: Beispiel für einen 1- Tages- Ernährungsplan für einen neun Monate alten Säugling
(mod. nach [Mangels & Messina, 2001])

Der Tagesplan deckt den Bedarf eines neun Monate alten, neun kg schweren Säuglings an Energie, Makro- und Mikronährstoffen. Insgesamt stellt er ungefähr 867kcal, 19g Protein, 118g Kohlenhydrate, 38g Fett, 643mg Kalzium, 14mg Eisen, 415mg Natrium, 4.1mg Zink, 1mg B1, 0.7mg Riboflavin, 0.3µg B_{12} und 5g Ballaststoffe zur Verfügung. Bei Bedarf sollte mit Vitamin B_{12} und Vitamin D supplementiert werden [Mangels & Messina, 2001].

4.7 „The Growth of vegetarian children: The Farm Study"

O'Connell et al. führten im Jahre 1984 eine Studie in der veganen Gemeinschaft „The Farm" in Tennessee durch. Das Ziel war es, mögliche Effekte einer veganen Ernährung auf die Größe und das Gewicht von Kindern im Vergleich zu den amerikanischen Standards aufzudecken. Dabei wurden 404 Mitglieder der Gemeinschaft im Alter von vier Monaten bis zehn Jahren untersucht. Alle Kinder ernährten sich ähnlich, viele bekamen Vitamin- und Mineralstoffpräparate. Da die Kinder jedes Jahr gemessen wurden, gab es eine große Anzahl an Messungen von den letzten zehn Jahren für diese Studie. Bis zum Herbst 1983 ernährten sich die Mitglieder vegan, danach nahmen ein paar von ihnen Eier und Milchprodukte zu sich.

Daten zu Gewicht und Größe, die in vier Querschnittuntersuchungen in den Jahren 1980 bis 1983 von den Kindern der Gemeinschaft gesammelt wurden, wurden zusammen mit den Daten aus 1984 verwendet. Es wurden außerdem Informationen zu Geburtsdatum, Ernährungsgewohnheiten, Geburtsgewicht, Größe der Eltern, Stillgewohnheiten, Vitamin- und Mineralstoffsupplementation und Geburtsort eingeholt. Wichtig war auch die Ernährung der Mutter während der Schwangerschaft, die Ernährung des Kindes im Alter von null bis zwei und deren Ernährung im Jahre 1984. Die Teilnehmer wurden in die Gruppen „omnivor", „lacto-ovo-vegetarisch" und „vegan" eingeteilt. 281 (75%) Mütter und 288 (83%) Kinder ernährten sich während der Untersuchungen vegan. Insgesamt wurden Daten von 404 weißen Kindern und 833 Messungen verwendet. 7.7% waren unter zwei Jahren, 35.7% waren zwei bis fünf Jahre und 56.7% sechs bis zehn Jahre alt. Das durchschnittliche Geburtsgewicht betrug 3389g, 5% wiesen ein zu niedriges Geburtsgewicht mit <2500g auf. Die durchschnittliche Größe der Eltern betrug 172.6cm, die Größe entsprach dem Durchschnitt der Referenzgruppe (170.4cm). Die Ergebnisse kamen den amerikanischen Standards sehr nahe. Zwar waren das Verhältnis Größe und Gewicht zum Alter und das Verhältnis von Gewicht zur Größe geringer als bei der durchschnittlichen Bevölkerung, jedoch waren die Werte der meisten Kinder mit dem Durchschnitt vergleichbar. Die größten signifikanten Abweichungen bei der Größe bezogen auf das Alter zeigten sich im Alter von unter fünf Jahren, vor allem im ersten bis dritten Lebensjahr. Jedoch wurden diese Unterschiede später wieder aufgeholt. Im Alter von zehn Jahren lag der Unterschied durchschnittlich nur noch bei 0.7cm und 1.1kg. Zusammenfassend lässt sich sagen, dass die Kinder kleiner und leichter waren, als die durchschnittlichen Standards vorgaben. Beweise für deutliche Anomalitäten gab es allerdings keine. O'Connell et al. kamen aufgrund der vorliegenden Ergebnisse zu dem Schluss, dass mit veganer Ernährung, bei besonderer Aufmerksamkeit auf die Beikost und auf eine angemessene Energie- und Nährstoffzufuhr, ein altersgerechtes Wachstum erreicht werden kann [O'Connell et al., 1989]. Da die Anzahl an aussagekräftigen Studien über das Wachstum veganer Kinder aber beschränkt ist, ist es äußerst schwierig, eine endgültige Aussage darüber treffen zu können [Messina & Mangels, 2001].

4.8 „Growth and Development of British vegan children"

Sanders TA untersuchte in seiner Studie „Growth and development of British vegan children" das Wachstum und die Entwicklung von vegan ernährten Kindern, deren Mütter sich während der Schwangerschaft ebenfalls vegan ernährten. Die meisten Kinder wurden bis zum sechsten Monat gestillt, danach mit veganer Beikost entwöhnt. Viele erhielten bis zum zweiten Lebensjahr Muttermilch. 1968 begann die Studie mit zwölf Kindern (ein bis sieben Jahre alt), diese wurden 1973 erneut untersucht. 27 weitere Kinder, die zwischen 1975 und 1981 geboren wurden, wurden ebenfalls untersucht [Sanders & Purves, 1981]. Sieben-Tage-Wiegeprotokolle wurden verwendet, um die Nährstoffzufuhr zu schätzen, Gewicht und Größe wurden ebenfalls gemessen. In manchen Fällen gab es auch Blutproben für die Analyse [Sanders et al., 1978]. Getreide, Hülsenfrüchte und Nüsse waren die Hauptquelle für die Energie. Das meist verzehrte Getreideprodukt war Vollkornbrot mit Erdnussbutter, Tahini oder Margarine. Sojamilch oder selbstgemachte Nussmilchalternativen wurden am häufigsten verwendet, Süßigkeiten wurden selten verzehrt. Raffinierter Zucker wurde zum größten Teil vermieden, stattdessen wurden Melasse und getrocknete Früchte verwendet. Der Großteil der Kinder hatte eine Energiezufuhr unter dem britischen RDA [Department of Health and Social Security, 1979]. Anzumerken ist, dass auch viele nicht- vegetarische Kinder den RDA nicht erreichten. Die Energieaufnahme der veganen Kinder war jedoch unter der Aufnahme der Nicht- Vegetarier, vor allem bei den zwei- bis vierjährigen Kindern [Darke et al., 1980]. Die Proteinaufnahme machte 10% der Gesamtenergie- aufnahme aus, Fett trug durchschnittlich 30% bei. Die Kalziumaufnahme war meist unter dem Referenzwert (durchschnittlich 52%, Reichweite 25-85%). Nüsse und Hülsenfrüchte waren die Hauptquelle für Kalzium. Die meisten Eltern wussten, dass Sonnenexposition wichtig für die Vitamin D Bildung war, viele Kinder erhielten Präparate. Die meisten Eltern gaben ihren Kindern außerdem B_{12}–Supplemente. Der Großteil der Kinder nahm mehr Vitamin B_{12} (durchschnittlich 280%, Reichweite 20-1695%) und mehr Eisen (durchschnittlich 142%, Reichweite 108-200%) als empfohlen auf [Sanders, 1988].

Die Größe, die Höhe, der Brust- und Kopf- Umfang lagen bei den meisten Kindern im normalen Bereich. Gewicht und Größe befanden sich meist unter der 50. Perzentile. Hämatologische Tests zeigten eine normale Blutzusammensetzung [Darke et al., 1980]. Die körperliche und geistige Entwicklung schienen normal zu sein. Das Wachstum und die Entwicklung lagen zwar im normalen Bereich, trotzdem neigten vegane Kinder, vor allem Buben, dazu kleiner und leichter zu sein. Ein

Grund dafür, könnte die geringere Energieaufnahme sein, die bei den Kindern beobachtet wurde. Die geringe Fettaufnahme der Kinder war der Hauptgrund der niedrigeren Energieaufnahme. Sanders kam auf Basis der Ergebnisse zu dem Schluss, dass vegane Kinder normal wachsen und sich entsprechend entwickeln können. Für Eltern ist eine gute Beratung im Hinblick auf die vegane Ernährung wichtig, um eine Mangelernährung zu verhindern [Sanders, 1988].

4.9 Makrobiotische Ernährung bei Säuglingen

Häufig wird die makrobiotische Ernährung in Fachtexten als Ausprägung der veganen Ernährung dargestellt. Makrobiotiker verzichten auf Fleisch, Milchprodukte, einige Gemüsesorten und essen wenig Obst. Jedoch verzehren sie hin und wieder Fisch, was sie von der veganen Ernährung abgrenzt. Verarbeitete Lebensmittel, einschließlich angereicherte vegane Fertigprodukte, werden kaum verzehrt. Dadurch werden in der makrobiotischen Ernährung noch mehr Nahrungsmittel ausgeschlossen als bei der veganen Lebensweise. Das Risiko einer Mangelernährung erhöht sich durch die erweiterte Restriktion vieler Lebensmittel. Eine Studie von Dagnelie und Van Staveren untersuchte den Ernährungsstatus von makrobiotisch ernährten Kindern in den Niederlanden. Die Hauptnahrungsmittel waren Getreide, Hülsenfrüchte und Gemüse, die Kinder waren zwischen null und zehn Jahren alt. In einer Längsschnittstudie wurden vier- bis 18 Monate alte, makrobiotisch ernährte Säuglinge mit einer omnivoren Kontrollgruppe verglichen. Dabei wurde beobachtet, dass das Wachstum bei den makrobiotisch ernährten Kindern zwischen sechs und 18 Monaten verzögert war. Dagnelie und Van Staveren berichteten von schweren Defiziten an Energie, Protein, Riboflavin, Vitamin B_{12}, Kalzium und Vitamin D bei den makrobiotisch ernährten Kindern. Der Nährstoffmangel führte zu einem gestörten Wachstum, Fett- und Muskelschwund und einer langsameren psychomotorischen Entwicklung. Die Muttermilch makrobiotischer Frauen war arm an Vitamin B_{12}, Kalzium und Magnesium. Die Kinder erhielten häufig getreidebasierte Säuglingsnahrung, die arm an B_{12} und Kalzium war und so den Bedarf nicht decken konnte. In der Studie wird eine zusätzliche Aufnahme von Fett (20-25mg/d), fettreichem Fisch (100-150g/Woche) und Milchprodukten (150- 250g/Woche) empfohlen [Dagnelie und Van Staveren, 1994]. Da die makrobiotische Ernährung das Risiko für Nährstoffdefizite, durch die Restriktion einer großen Anzahl an Nahrungsmitteln, stark erhöht, scheint sie nicht empfehlenswert für Säuglinge, Kinder oder schwangere Frauen zu sein.

5 Expertenstellungnahmen

5.1 Position der Deutschen Gesellschaft für Ernährung

2011 veröffentlichte die Deutsche Gesellschaft für Ernährung ein Positionspapier mit dem Namen „Vegane Ernährung: Nährstoffversorgung und Gesundheitsrisiken im Säuglings- und Kindesalter". Laut der DGE erhöht sich das Risiko für Nährstoffmängel mit dem Verzicht auf tierische Produkte und ist daher als Ernährungsform für Kinder und Säuglinge nicht empfehlenswert [DGE. Internet: https://www.dge.de/wissenschaft/weitere-publikationen/fachinforma-tionen/vegane-ernaehrung-saeugling-kindesalter/]. Erst dieses Jahr wurde eine weitere umfassende Stellungnahme zur veganen Ernährung mit dem Titel „Vegane Ernährung – Position der Deutschen Gesellschaft für Ernährung" publiziert [Richter et al., 2016]. Die DGE geht dabei auf die potentiell kritischen Nährstoffe ein, darunter Protein, Omega- 3- Fettsäuren, Vitamin D, Riboflavin, Vitamin B_{12}, Kalzium, Eisen, Jod, Zink und Selen und gibt Empfehlungen für die Aufnahme von Supplementen. Im Säuglingsalter und bei Kindern ist der Anteil an essentiellen Aminosäuren am Proteinbedarf erhöht, daher ist eine angemessene Zufuhr an Protein und den essentiellen Aminosäuren von großer Bedeutung. Eisenpräparate werden für Schwangere und Stillende mit einem vorliegenden Eisenmangel empfohlen, sowie die Einnahme von Jodtabletten, nach Absprache mit dem betreuenden Arzt. Vegane Säuglinge sollten vor allem im Winter Vitamin D Präparate erhalten. Frauen, die schwanger werden wollen, sollten vier Wochen vor Beginn und im ersten Drittel der Schwangerschaft zusätzlich Folsäure zu sich nehmen [DACH, 2015]. Für Neugeborene ist eine ausreichende Versorgung der Mutter mit B_{12} essentiell. Ohne die Supplementation von Vitamin B_{12} kann eine ausreichende Versorgung mit diesem Vitamin nicht gewährleistet werden. Für Schwangere und Kinder ist eine angemessene Nährstoffaufnahme von großer Bedeutung, um eine angemessene Entwicklung zu sichern. Das Risiko für einen Mangel ist für Bevölkerungsgruppen mit erhöhtem Bedarf demnach besonders hoch. Durch die limitierte Anzahl an aussagekräftigen Studien mit vegan lebenden Menschen lässt sich keine genaue Beurteilung der Versorgungssituation dieser Risikogruppen treffen. Die DGE rät zu einer gezielten Lebensmittelauswahl und -zubereitung. Für Bevölkerungsgruppen mit einem erhöhten Nährstoffbedarf ist außerdem eine Überprüfung der Versorgung mit Nährstoffen essentiell [Leitzmann und Keller, 2013]. Die Fachgesellschaften vertreten unterschiedliche Ansichten. Die Academy of Nutrition and Dietetics [Craig et al., 2009] in den USA, das National Health and Medical Research Council

[National Health and Medical Research Council, 2013] in Australien und das portugiesische National Programme for the Promotion of a Healthy Diet [National Programme for the Promotion of a Healthy Diet, 2015] sind der Meinung, dass eine gut geplante vegane Ernährung für alle Phasen des Lebenszyklus angemessen ist. Die Canadian Peadiatric Society [Amit, 2010] vertritt die Position, dass eine ausgewogene vegane Ernährung, einschließlich der Verwendung von Supplementen, für Kinder und Jugendliche geeignet ist, wenn auf eine ausreichende Energiezufuhr geachtet wird. Die British Nutrition Foundation [Phillips, 2005] ist der Meinung, dass diese Ernährungsform wegen des Risikos für Nährstoffmängel für Kinder nicht angemessen ist. Die Stellungnahme stammt aber aus dem Jahre 2005, wobei ältere Literatur berücksichtigt wurde. Das Netzwerk „Gesund ins Leben- Netzwerk Junge Familie" spricht sich gegen die vegane Ernährung von Säuglingen und Kleinkindern aus [Koletzko et al., 2013]. Die Ernährungskommission der Deutschen Gesellschaft für Kinder- und Jugendmedizin lehnt eine vegane Ernährung für Säuglinge ab, jedoch nur ohne die Einnahme von Supplementen [Bührer et al., 2014]. Die DGE vertritt die Meinung, dass eine Mischkost, die zum größten Teil aus pflanzlichen und zu einem kleinen Teil aus tierischen Lebensmittel besteht, am geeignetsten ist, um den Bedarf an Nährstoffen zu decken. Eine pesco- und lacto-ovo-vegetarische Ernährung kann eine adäquate Nährstoffzufuhr sicherstellen, wenn nährstoffdichte Nahrungsmittel gewählt werden.

Besonders kritisch ist die Bedarfsdeckung von Vitamin B_{12}. Die Aufnahme von Protein und essentiellen Aminosäuren, Omega-3-Fettsäuren, Riboflavin, Vitamin D, Zink, Jod, Eisen, Selen und Kalzium kann möglicherweise ebenfalls problematisch sein. Eine vegane Ernährung wird in der Schwangerschaft, der Stillzeit und im gesamten Kindesalter von der Deutschen Gesellschaft nicht empfohlen, da diese Bevölkerungsgruppe einen erhöhten Bedarf an Nährstoffen hat und eine ausreichende Versorgung mit vielen Nährstoffen bei dieser Kostform nicht oder nur schwer möglich ist [Richter et al., 2016].

5.2 Position of the American Dietetic Association: Vegetarian Diets

Die American Dietetic Association (ADA) gab 2009 im „Journal of the American Dietetic Association" ein Positionspapier mit dem Titel „Position of the American Dietetic Association: Vegetarian Diets" heraus. Das Positionspapier untersuchte wissenschaftliche Literatur zu den wichtigsten Nährstoffen in der veganen Ernährung. Laut der Stellungnahme kann der Bedarf an Nährstoffen mit der veganen Ernährung meist gedeckt werden. Die ADA ist aufgrund ihrer Literaturanalyse der

Meinung, dass die Ernährung von veganen schwangeren und stillenden Frauen auf jeden Fall so gewählt werden kann, dass auch mit veganer Kost der Nährstoffbedarf gedeckt wird. Schwangere sollten vor allem auf eine ausreichende Zufuhr von Vitamin B_{12}, Eisen, Vitamin D und Folsäure achten. In der Stillzeit sind Vitamin B_{12}, Vitamin D, Zink und Kalzium besonders wichtig. Bei einigen Nährstoffen spricht die ADA die Empfehlung aus, entweder angereicherte Lebensmittel oder Supplemente einzunehmen, um den täglichen Bedarf zu decken. Eine verlässliche B_{12} Quelle ist in der täglichen Ernährung von Schwangeren und Stillenden essentiell, entweder in Form von Zusätzen oder in angereicherten Lebensmitteln. Ratsam wäre außerdem eine Vitamin D Supplementation, wenn die Sonnenexposition limitiert ist. Eine zusätzliche Aufnahme von Eisen kann vor Eisenmangel- Anämie, die während der Schwangerschaft sehr häufig vorkommt, schützen. DHA spielt ebenfalls eine wichtige Rolle. Zur Bedarfsdeckung sollten angereicherte Lebensmittel oder Supplemente wie Mikroalgenöle aufgenommen werden. Es werden Aussagen bezüglich sehr restriktiver Ernährungsweisen wie die frutarische und rohe Kostform getroffen. Es gibt in diesem Bereich keine Studien mit Säuglingen. Oft aber ist diese Art der Ernährung arm an Energie, Protein, einigen Vitaminen und Mineralstoffen und wird daher für Säuglinge und Kinder von der ADA nicht empfohlen. Von den meisten veganen Frauen wird Stillen befürwortet. Die Zusammensetzung der Muttermilch von veganen Müttern ist der von omnivoren Frauen ähnlich. Erhielten Säuglinge genügend Muttermilch oder kommerzielle Säuglingsnahrung, wurde ihr Wachstum als normal beobachtet. Wird das Kind nicht gestillt, ist sojabasierte Säuglingsnahrung die einzige Alternative. Normale Sojamilch, Reismilch oder selbstgemachte Säuglingsnahrung werden von der ADA nicht empfohlen [Craig & Mangels, 2009]. Laut der ADA liegen nur wenige Informationen über das Wachstum veganer Kinder vor. Einige Studien lassen aber darauf schließen, dass vegane Kinder etwas kleiner sind. Ihre Größe und das Gewicht bewegen sich aber im Normalbereich [Campbell- Brown et al., 1985]. Die ADA vertritt den Standpunkt, dass eine gut geplante vegetarische Ernährung, einschließlich der veganen Ernährungsform, gesund ist und den Menschen mit notwendigen Nährstoffen versorgen kann. Die vegane Ernährung stellt, laut der ADA, in allen Phasen des Lebens, einschließlich der Schwangerschaft, der Stillzeit, im Säuglingsalter, für Kinder, Jugendliche und Athleten, eine adäquate Art der Ernährung dar und ist auch in der Lage ein normales Wachstum zu fördern [Craig & Mangels, 2009].

6 Erfahrungsberichte

Im Folgenden werden Fragebögen, ausgefüllt von fünf veganen Müttern, als Erfahrungsberichte zusammengefasst. Der Fragebogen bestand aus 20 Fragen zu der veganen Ernährung während der Schwangerschaft und beim Kind. Die fünf Mütter waren zwischen 30 und 44 Jahren alt. Das Alter der insgesamt sieben Kinder lag zwischen sieben Monaten und zwölf Jahren. Eine Frau war zu dem Zeitpunkt der Befragung im 8. Monat schwanger. Die Befragten waren seit zwei, fünf, sechs, neun und 20 Jahren vegan und lebten auch während der Schwangerschaft vegan, alle ernährten ihre Kinder ohne die Verwendung tierischer Produkte. Eine Frau war während ihrer ersten Schwangerschaft omnivor, wurde als das Kind sieben Monate alt war jedoch vegan. In ihrer zweiten Schwangerschaft ernährte sie sich weiterhin rein vegan. Komplikationen während der Schwangerschaft traten bei keiner der Frauen auf. Eine Frau hatte zwei Kaiserschnitte, die Ursache dafür war jedoch ernährungsunabhängig. Die betreuenden Ärzte unterstützten die Befragten während der Schwangerschaft und danach, indem sie Tipps für eine ausgewogene Ernährung gaben, sie in Bezug auf Supplementation berieten und notwendige Bluttests durchführten. Alle Mütter informierten sich im Internet über wichtige Nährstoffe und in welchen Lebensmitteln diese enthalten waren. Gewicht und Größe lagen bei den Kindern im durchschnittlichen Bereich. Bluttests zeigten ebenfalls keine Abweichungen von der Norm, keines der Kinder war von einem Mangel betroffen. Alle Kinder entwickelten sich ihrem Alter entsprechend, Auffälligkeiten gab es keine. Die zwölfjährige Tochter einer Frau wurde als hochbegabt eingestuft und konnte sogar eine Schulklasse überspringen. Die Frauen berichteten, dass ihre Kinder und sie selbst selten krank wären. Die Kinder waren für ihr Alter in normalem Ausmaß von Infekten betroffen. Zwei der Frauen hatten während der Schwangerschaft einen leichten Eisenmangel, den sie mit Supplementen wieder in den Griff bekamen. Eine Frau berichtete von einem Eisenmangel, als sie sich omnivor ernährte, die Eisenwerte verbesserten sich als sie Veganerin wurde. Durchschnittlich ließen alle fünf Frauen einmal jährlich ein Blutbild machen, diese zeigten bis dato keine Auffälligkeiten. Vitamin B_{12} und Vitamin D, sowie Multivitaminpräparate und sporadisch Omega- 3- Fettsäuren wurden supplementiert. Zwei der Mütter mit Eisenmangel nahmen zusätzlich Eisentabletten ein. Am Anfang der Schwangerschaft wurde, wie empfohlen wird, Folsäure zusätzlich eingenommen. Die Kinder erhielten ebenfalls Vitamin B_{12} und Vitamin D, hin und wieder auch Omega-3 – Kapseln. Die Frauen wussten über das Risiko eines erhöhten Nährstoffmangels Bescheid. Sie achteten demnach auf eine ausgewogene Ernährung, um einen Mangel zu verhindern. Alle Mütter stillten. Die Kinder wurden bis ins achte, ins elfte und ins 16. Monat beziehungsweise bis zum zweiten Lebensjahr gestillt. Ab dem sechsten bis siebten Monat erhielten sie erstmals Beikost. Der sieben Monate alte Säugling wurde zum Zeitpunkt der Befragung noch fast voll gestillt. Beikost, vor allem roh, wurde jedoch angeboten. Die Mütter wählten Beikost in Form von Gemüse und selbstgemachtem Babybrei aus Getreide, Brot, Avocado und selten auch fertigen Haferbrei mit pflanzlicher Milch. Es wurde vor allem auf hochwertige Nahrungsmittel in Bio – Qualität geachtet, die Mütter kochten häufig frisch und verzichteten meistens auf Fertigprodukte.

Möchten die Kinder nicht vegane Lebensmittel außer Haus kosten, hatten vier der fünf Mütter nichts dagegen. Die Frauen versuchten ihren Kindern altersgerecht mit Büchern und anderen Hilfsmitteln beizubringen, warum sie keine tierischen Produkte verzehrten. Sobald die kleineren Kinder alt genug waren, die Gründe für diese Entscheidung zu verstehen und damit umgehen können, stand ihnen frei, selbst zu entscheiden, was sie essen möchten.

7 Diskussion

Das behandelte Thema wird kontrovers diskutiert, da die Anzahl an Studien, die die Auswirkungen veganer Ernährung auf Schwangere, Säuglinge und Kleinkinder untersuchen, begrenzt ist. Die Ergebnisse der vorhandenen Studien sind meist heterogen. Die Literatur zu diesem Thema ist limitiert und häufig nicht aktuell. Einige Studien untersuchten die Nährstoffaufnahme veganer Erwachsener, nur wenige die von veganen Kindern oder Schwangeren. In Bezug auf die Nährstoffaufnahme waren die Ergebnisse der Studien ebenfalls teilweise kontrovers. Allgemein lässt sich jedoch sagen, dass Menschen, die sich vegan ernährten, mit den meisten Nährstoffen ausreichend versorgt waren. Trotzdem sollten vegane Menschen bestimmte Nährstoffe supplementieren, da ansonsten das Risiko für einen Mangel erhöht ist. Bedauerlicherweise war die Anzahl an Studien, die den Versorgungsstatus von veganen Kindern und Schwangeren untersuchten, begrenzt, daher konnte darüber keine genaue Aussage getroffen werden. Häufig waren die Studien nicht zeitgemäß, wodurch eine Anwendung auf die Gegenwart schwierig wurde.

Specker et al. untersuchten in zwei Studien die Muttermilchzusammensetzung von Veganerinnen und entdeckten, dass die Milch einen niedrigeren Anteil an gesättigten Fettsäuren und Eicosapentaensäure und einen höheren Gehalt an Linol- und Linolensäure aufwies. Die Ergebnisse zeigten, dass auf eine ausreichende Zufuhr von Omega-3-Fettsäuren geachtet werden sollte, um den Gehalt an DHA und EPA in der Muttermilch zu erhöhen. Die Vitamin D Konzentration variierte und war häufig geringer als bei omnivoren Frauen. Der Vitamin B_{12}-Gehalt variierte ebenfalls. [Specker et al., 1987; Specker et al., 1988]. Piccoli et al. fassten in ihrem narrativen Review „Vegan- Vegetarian diets in pregnancy: danger or panacea? A systematic narrative review" 22 Studien, die die Auswirkungen veganer Ernährung auf den Schwangerschaftsverlauf untersuchten, zusammen. In Bezug auf den Verlauf der Schwangerschaft wurden keine Anomalitäten beobachtet. Die Dauer und der Ablauf der untersuchten Schwangerschaften entsprachen dem Durchschnitt. Es gab keine Hinweise auf ein erhöhtes Risiko für Komplikationen während der Schwangerschaft oder für Fehlbildungen. Mit der Ausnahme einer größeren Studie, die von einem erhöhten Risiko für Hypospadie bei vegetarischen Frauen berichtete. Es wurde angenommen, dass der erhöhte Konsum von Soja in der vegan- vegetarischen Ernährung, das Risiko für die Entstehung steigern könnte. Die Ergebnisse, waren jedoch nicht statistisch signifikant. Der Sachverhalt bedarf weiterer Untersuchung. Die Tatsache, dass weder die genaue Menge an konsumiertem Soja erhoben wurde, noch der Gehalt an aufgenommenen Phytoöstrogenen bekannt war, limitierte die Ergebnisse. Bei weiteren Studien sollten diese Daten auf jeden Fall genauer miteinbezogen werden, um den Effekt von Soja besser untersuchen zu können.

Die neun heterogenen Studien zu den Mikronährstoffen zeigten ein eventuell höheres Risiko für einen Mangel an Vitamin B_{12} und Eisen. Die Datenlage war heterogen. In den Studien gab es keine homogene Kontrollgruppe und häufig wurden dieselben Informationen in den verschiedenen Studien unterschiedlich dargestellt. Die Anzahl an Teilnehmern war in den meisten Studien sehr gering. Es wäre von Vorteil gewesen, wenn alle Studien Daten zur Energie- und Proteinaufnahme, der Verteilung der Makronährstoffe, Vitamin B_{12}, Vitamin D, Eisen, Kalzium, zumindest im 1. und im letzten Trimester enthielten, um einen besseren Einblick in den Versorgungsstatus der Mutter zu bekommen. Da es kaum randomisierte Studien gab, war es nicht möglich, den Effekt der Ernährung von anderen Einflüssen abzugrenzen [Piccoli et al., 2015]. Unter Rücksichtnahme der Limitationen kann jedoch angenommen werden, dass eine vegan-vegetarische Ernährung in der Schwangerschaft sicher ist, solange auf eine ausgewogene Ernährung geachtet wird.

Werden vegane Kinder nicht gestillt, ist sojabasierte Säuglingsnahrung die einzige Möglichkeit, um das Kind ausreichend vegan zu versorgen [American Academy of Pediatrics, 1998]. Vandenplas et al. veröffentlichten 2014 einen systematischen Review, der die Sicherheit von soja-basierter Säuglingsnahrung untersuchte, da diese aufgrund des höheren Östrogen-, Aluminium- und Phytatgehaltes im Gegensatz zu Kuhmilch kritisiert wird [Vandenplas et al., 2014]. Die Ergebnisse lassen schlussfolgern, dass die Verwendung von SIF sicher ist. Es wurden keine signifikanten Effekte auf die Gesundheit, das Wachstum oder die Entwicklung bei Säuglingen entdeckt.

Die Studie „The Growth of vegetarian children: The Farm Study", die in der veganen Gemeinschaft „The Farm" durchgeführt wurde, untersuchte Größe und Gewicht von veganen Kindern im Vergleich zu den amerikanischen Standards. Viele Kinder waren kleiner und leichter als der Durchschnitt. Der größte Unterschied bezüglich der Größe wurde im Alter von ein bis drei Jahren beobachtet, diese Unterschiede wurden später aufgeholt [O'Connell et al., 1989]. Eine mögliche Limitation stellt die Tatsache dar, dass die Mitglieder der Gemeinschaft „The Farm" die meisten Nahrungsmittel selbst herstellten. Es ist daher möglich, dass die verwendeten Lebensmittel in dieser Gemeinschaft bezüglich der Zusammensetzung der Inhaltsstoffe und des Gehaltes an Mikronährstoffen von der großen Auswahl an kommerziellen veganen, angereicherten Produkten in der heutigen Zeit abwichen. Eine weitere

Studie, durchgeführt von Sanders, untersuchte ebenfalls das Wachstum und die Entwicklung veganer Kinder. Der Großteil der Kinder entwickelte sich altersgemäß und wuchs normal. Die Größe und das Gewicht waren auch in dieser Studie geringer als bei omnivoren Kindern. Die Nährstoffaufnahme der meisten Kinder war ausreichend, allerdings lagen die Energie-, Kalzium-, Riboflavin-, Vitamin B_{12}- und Vitamin D – Aufnahmen bei manchen Kindern etwas unter den Empfehlungen [Sanders, 1988]. Die beiden Studien wurden jedoch 1984 und 1988 durchgeführt und sind daher nicht mehr aussagekräftig für die heutige Zeit. Auf Basis der Ergebnisse wird vermutet, dass vegane Kinder normal wachsen und sich entsprechend entwickeln können.

Die Meinungen der Fachgesellschaften zu dem Thema sind verschieden. Die DGE hält die vegane Ernährungsform für Menschen mit erhöhtem Nährstoffbedarf für nicht empfehlenswert, da sie davon ausgeht, dass diese Art der Ernährung nicht geeignet ist, um den Bedarf an allen Nährstoffen zu decken. Die Stellungnahme beruht jedoch zum größten Teil auf der Tatsache, dass kaum Daten zum Versorgungsstatus veganer Mütter und Kinder vorhanden sind und so keine sicheren Aussagen getroffen werden können [Richter et al., 2016]. Im Gegensatz dazu ist die American Dietetic Association der Meinung, dass eine gut geplante vegane Ernährung in allen Phasen des Lebens in der Lage ist, einen Menschen ausreichend mit Makro- und Mikronährstoffen zu versorgen [Craig & Mangels, 2009]. Die Fragestellung lässt sich anhand der vorhandenen Literatur nur schwer klären, da diese begrenzt und heterogen ist. Um eine endgültige Aussage treffen zu können, werden randomisierte Langzeitstudien mit einer großen Anzahl an Teilnehmern benötigt. Jedoch lassen die vorliegenden Studien vermuten, dass der Verlauf der Schwangerschaft veganer Mütter, das Wachstum und die Entwicklung veganer Kinder meist der Norm entsprechen. Vor allem auf die Energieaufnahme, die Zufuhr an Vitamin B_{12}, Vitamin D, Eisen, Kalzium, Zink, Linolensäure und Riboflavin sollte besonders geachtet werden. Nährstoffpräparate und angereicherte Lebensmittel spielen eine wichtige Rolle in der Bedarfsdeckung. Eine Supplementation von Vitamin B_{12} ist essentiell, um einen Mangel zu verhindern. Manche Studien lassen sich schwer auf die Gegenwart übertragen, da sie häufig nicht aktuell sind. Der Markt an veganen Lebensmitteln und Nährstoffpräparaten wächst jedoch stetig und immer mehr Nahrungsmittel werden mit Mikronährstoffen angereichert. Aus diesem Grund wird es laufend einfacher, den Nährstoffbedarf auch mit veganer Ernährung zu decken.

Zusammenfassung

Das Interesse an der veganen Lebensweise steigt stetig, immer mehr Menschen entscheiden sich dazu, keine tierischen Produkte zu konsumieren. Darunter auch schwangere Frauen, die sich selbst während der Schwangerschaft und in weiterer Folge auch ihr Kind vegan ernähren möchten. In Lebensphasen mit einem erhöhten Nährstoffbedarf kann die vegane Ernährungsweise problematisch sein. Je mehr Lebensmittel aus der Ernährung ausgeschlossen werden, desto höher wird das Risiko einen Nährstoffmangel zu entwickeln. Bedauerlicherweise gibt es nur wenig aktuelle Studien, die die Auswirkungen einer veganen Ernährung auf Schwangere, Stillende, Säuglinge und Kleinkinder untersuchen. Das Thema wird von den Fachgesellschaften kontrovers diskutiert und die Ergebnisse der vorhandenen Studien sind meist sehr heterogen. Es gibt Hinweise darauf, dass sich Kinder veganer Mütter normal entwickeln. Einige Untersuchungen haben gezeigt, dass die Schwangerschaften der meisten Veganerinnen normal verliefen.

Bei Bedarf sollten Supplemente eingenommen werden, um einen Mangel an Nährstoffen zu verhindern. Vitamin B_{12} und Vitamin D sollten auf jeden Fall in Form von Zusätzen eingenommen werden, da diese Mikronährstoffe fast ausschließlich in tierischen Lebensmitteln vorkommen. Zusammenfassend lässt sich sagen, dass in diesem Gebiet weiter geforscht werden muss, um genauere Aussagen treffen zu können. Falsche Informationen zur veganen Ernährungsform oder Ignoranz bezüglich einer ausgewogenen Ernährung können zu Nährstoffmängeln führen und irreversible Schäden anrichten. Werden jedoch auf eine ausgewogene Ernährung geachtet und bei Bedarf Supplemente eingenommen, sollte die vegane Ernährungsform in der Lage sein, auch Menschen mit einem erhöhten Nährstoffbedarf ausreichend zu versorgen. Eine Ernährungsberatung für vegane Eltern wäre ratsam, um eine Mangelernährung bei dem Kind und der Mutter zu verhindern. Anhand der Erfahrungsberichte für diese Arbeit kann angenommen werden, dass viele vegane Mütter über das erhöhte Risiko eines Nährstoffmangels Bescheid wissen, sich daher ausreichend informieren, bei Bedarf Supplemente einnehmen und auch ihre Kinder mit den nötigen Makro- und Mikronährstoffen versorgen.

Tabellenverzeichnis

Tabelle 1: Empfehlungen für die Nährstoffzufuhr für Schwangere und Stillende, 19-50 Jahre [DACH, 2015] 5

Tabelle 2: Beispiel für einen 1-Tages-Ernährungsplan für eine vegane, schwangere Frau 11

Tabelle 3: Empfehlungen für die Nährstoffzufuhr für Säuglinge und Kleinkinder [DACH, 2015] 16

Tabelle 4: Beispiel für einen 1- Tages- Ernährungsplan für einen neun Monate alten Säugling 24

Literaturverzeichnis

Agostoni C, Trojan S, Bellu R, Riva E, Giovannini M. Neurodevelopmental quotient of healthy term infants and feeding practice: The role of long-chain polyunsaturated fatty acids. Pediatr Res. 1995; 38:262-266.

American Academy of Pediatrics, Committee on Nutrition. Pediatric Nutrition Handbook. 4th ed. Elk Grove Village, Ill: American Academy of Pediatrics; 1998.

American Academy of Pediatrics, Committee on Nutrition. Soy protein- based formulas: recommendations for use in infant feeding. Pediatrics 1998; 101: 148-153.

American Academy of Pediatrics, Work Group on Breastfeeding. Breastfeeding and the use of humilk. Pediatrics. 1997; 100: 1035-1039

Amit, M. Vegetarian diets in children and adolescents. Paediatrics & child health 2010; 15(5): 303.

Birch EE, Garfield S, Hoffman DR, Uauy R, Birch DG. A randomized controlled trial of early dietary supply of long-chain polyunsaturated fatty acids and mental development in term infants. Dev Med Child Neurol. 2000; 42:174-181.

Brenna JT. Efficiency of conversion of alpha- linolenic acid to long chain n-3 fatty acids in man. Curr Opin Clin Nutr Metab Care 2002; 5 (2): 127-32.

Bührer C, Genzel-Boroviczény O, Jochum F, Kauth T, Kersting M, Koletzko B, Zimmer P, et al. Ernährung gesunder Säuglinge. Monatsschrift Kinderheilkunde 2014; 162(6): 527-538.

Campbell-Brown M, Ward RJ, Haines AP, North WR, Abraham R, McFadyen IR, Turnlund JR, King JC. Zinc and copper in Asian pregnancies—is there evidence for a nutritional deficiency? Br J Obstet Gynaecol. 1985; 92:875-885.

Craig W. J. & Mangels A. R. Position of the American Dietetic Association: vegetarian diets. Journal of the American Dietetic Association 2009; 109(7): 1266-1282.

Dagnelie, P. C., & Van Staveren, W. A. Macrobiotic nutrition and child health: results of a population-based, mixed-longitudinal cohort study in The Netherlands. The American journal of clinical nutrition 1994; 59(5): 1187S-1196S.

Darke Si, Disselduff MM, Try GP. Frequency distributions of mean daily intakes of food energy and selected nutrients obtained during nutrition surveys ofdifferent groups of people in Great Britaim between 1968 and 1971. BrJ Nutr 1980; 43:243-52.

Davey GK, Spencer EA, Appleby PN, Allen NE et al. EPIC- Oxoford: lifestyle characteristics and nutrient intakes in a cohort of 33883 meat- eaters and 31546 non meat-eaters in the UK. Public Health Nutr 2003; 6 (3): 259-69.

De Groot RH, Hornstra G, Van Houwelingen AC, Roumen F. Effect of alpha- linolenic acid supplementation during pregnancy on maternal and neonatal polyunsaturated fatty acid status and pregnancy outcome. Am J Clin Nutr 2004; 79 (2): 251-60.

Department of Health and Social Security. Recommended daily amounts of food energy and nutrients for groups of people in the United Kingdom. London: Her Majesty's Stationery Office, 1979.

Deutsche Gesellschaft für Ernährung, Österreichische Gesellschaft für Ernährung, Schweizerische Gesellschaft für Ernährung (Hrsg.): Referenzwerte für die Nährstoffzufuhr. Bonn, 2. Auflage, 1. Ausgabe, 2015.

Deutsche Gesellschaft für Ernährung. Vegane Ernährung: Nährstoffversorgung und Gesundheitsrisiken im Säuglings- und Kindesalter. Internet: https://www.dge.de/wissenschaft/weitere-publikationen/fachinformationen/vegane-ernaehrung-saeugling-kindesalter/ (Zugriff: 18.11..2016)

Dunn-Emke SR, Weidner G, Pettenall EB, Marlin RO, Chi C, Ornish DM. Nutrient adequacy of a very low-fat vegan diet. J Am Diet Assoc. 2005; 105: 1442-1446.

EFSA (European Food Safety Authority): Scientific opinion on dietary reference values for energy. EFSA Journal 2013; 11: 3005

EFSA NDA Panel (EFSA Panel on Dietetic Products, Nutrition and Allergies), 2015. Scientific Opinion on Dietary Reference Values for iron. EFSA Journal 2015;13 (10): 4254, 115 pp. doi:10.2903/j.efsa.2015.4254

Fulton JR, Hutton CL, Stitt KR. Preschool vegetarian children. J Am Diet Assoc. 1980; 76: 360-365.

Gibson RS, Yeudall F, Drost N, Mtitimuni B, Cullinan T. Dietary interventions to prevent zinc deficiency. Am J Clin Nutr. 1998; 68(suppl):484S-487S.

Goulding AR, Williams SM, Gold EJ, Taylor RW, Lewis-Barned NJ. Bone mineral density in girls with forearm fractures. J Bone Miner Res. 1998; 13:143-148.

Haddad EH, Berk LS, Kettering JD, Hubbard RW, Peters WR. Dietary intake and biochemical, hematologic, and immune status of vegans compared with nonvegetarians. Am J Clin Nutr 1999; 70 (3 Suppl): S586-593.

Hergenrather J, Hlady G, Wallace B, Savage E. Pollutants in breast milk of vegetarians [letter]. N Engl J Med. 1981; 304: 792.

Hughs J and Sanders TAB. Riboflavin levels in the diet and breast milk of vegans and omnivores. Proc Nutr Soc. 1979; 38: 95A

Hunt JR. Bioavailability of iron, zinc, and other trace minerals from vegetarian diets. Am J Clin Nutr. 2003; 78(suppl): 633S-639S.

Kim Y-C. The effect of vegetarian diet on the iron and zinc status of school-age children. [master's thesis]. Amherst: University of Massachusetts;1988.

Koletzko B, Armbruster M, Bauer C et al. Ernährung und Bewegung im Kleinkindalter. Monatsschr Kinderheilkd 2013; 161: 1187–1200

Leitzmann C, Keller M. Vegetarische Ernährung 3., aktual. Aufl., Ulmer, Stuttgart, 2013; S276-303.

Lombard KA, Olson AL, Nelson SE, Rebouche CJ. Carnitine status of lactoovovegetarians and strict vegetarian adults and children. Am J Clin Nutr. 1989; 50: 301-306.

Lonnerdal B. Effects of maternal dietary intake on human milk composition. J Nutr. 1986; 116: 499-513.

Lopez-Quesada E, Vilaseca MA, Lailla JM. Plasma total homocysteine in uncomplicated pregnancy and in preeclampsia. Eur J Obstet Gynecol Reprod Biol 2003; 108 (1): 45-9.

Majchrzak D, Singer I, Männer M, Rust P et al. B- vitamin status and concentrations of homocysteine in Austrian omnivores, vegetarians and vegans. Ann Nutr Metab 2006; 50 (6): 485-91.

Mangels, A. R., & Messina, V. Considerations in planning vegan diets: infants. Journal of the American Dietetic Association 2001; 101(6): 670-677.

Messina, V., & Mangels, A. R. Considerations in planning vegan diets: Children. Journal of the American Dietetic Association 2001; 101(6): 661-669.

National Health and Medical Research Council (Hg). Eat for health. Australian dietary guidelines. National Health and Medical Research Council, Canberra, 2013.

National Programme for the Promotion of a Healthy Diet, Direção-Geral da Saúde (Hg). Guidelines for a healthy vegetarian diet. Lissabon, 2015.

North K, Golding J, The Alspac Study Team. A maternal vegetarian diet in pregnancy is associated with hypospadias. BJU Int 2000; 85: 107-13.

O'Connell, J. M., Dibley, M. J., Sierra, J., Wallace, B., Marks, J. S., & Yip, R. Growth of vegetarian children: the Farm Study. Pediatrics 1989; 84(3): 475-481.

Ortega RM, Quintas ME, Martinez RM, Andres P et al. Riboflavin levels in maternal milk: the influence of vitamin B2 status during the thrid trimester of pregnancy. J Am Coll Nutr 1999; 18 (4): 324-9.

Phillips, F. Vegetarian nutrition. Nutrition Bulletin 2005; 30(2): 132-167.

Piccoli GB, Clari R, Vigotti FN, Leone F, Attini R, Cabiddu G, Mauro G, Castelluccia N, Colombi N, Capizzi I, Pani A, Todros T, Avagnina P. Vegan–vegetarian diets in pregnancy: danger or panacea? A systematic narrative review. BJOG 2015; 122: 623–633

Position of The American Dietetic Association: Vegetarian diets. J Am Diet Assoc 1997; 97: 1317- 1321.

Prasad AS, Schulert AR, Sandstead HH. Zinc and iron deficiencies in male subjects with dwarfism but without ancylostomiasis, schistosomiasis, orsevere anemia. Am J Clin Nutr. 1963; 12: 437-444.

Rana SK, Sanders TAB. Taurine concentrations in the diet, plasma, and urine and breast milk of vegans compared with omnivores. Br J Nutr. 1986; 56: 17-27.

Richter M, Boeing H, Grünewald- Funk D, Heseker H, Kroke A, Leschik- Bonnet E, Oberritter H, Strohm D, Watzl B for the German Nutrition Society (DGE). Vegan diet. Position of the German Nutrition Society (DGE). Ernährungs Umschau 2016; 63(04): 92-102.

Sanders TAB, Ellis FR, Dickerson JWT. Haematological studies on vegans. BrJ Nutr 1978; 40:9-15.

Sanders TAB, Ellis FR, Dickerson JWT. Studies of vegans: The fatty acid composition of plasma choline phosphoglycerides erythrocytes, adipose tissue, and breast milk, and some indicators of susceptibility to ischemic heart disease in vegans and omnivore controls. Am J Clin Nutr. 1978; 31: 805-813.

Sanders TAB, Manning J. The growth and development of vegan children. J Hum Nutr Diet. 1992; 5: 11-21.

Sanders TAB, Purves R. An anthropometric and dietary assessmemt of the nutritional status of vegan preschool children. J Hum Nutr 1981; 35: 349-57.

Sanders TAB. Growth and development of British vegan children. The American journal of clinical nutrition 1988; 48(3): 822-825.

Sanders TAB. Vegetarian diets and children. Pediatr Clin N Am. 1995; 42:955-965.

SanGiovanni JP, Berkey CS, Dwyer JT, Colditz GA. Dietary essential fatty acids, long-chain polyunsaturated fatty acids, and visual resolution acuity in healthy fullterm infants: a systematic review. Early Hum Dev. 2000; 57:165- 188

Scholl TO. Iron status during pregnancy: setting stage for mother and infant. Am J Nutr 2005; 81 (5): S1218-1222.

Shaikh MG, Anderson JM, Hall SK, Jackson MA. Transient neonatal hypothyroidsm due to a maternal vegan diet. J Pediatr Endocrinol Metab 2003; 16 (1): 111-3.

Specker BL, Black A, Allen L, Morrow F. Vitamin B12: low milk concentrations are related to low serum concentrations in vegetarian women and to methylmalonic aciduria in their infants. Int J Obes Relat Metab Disord 1990; 27 (6): 728-34.

Specker BL, Miller D, Norman EJ, Greene H, Hayes KC. Increased urinary methylmalonic acid excretion in breast-fed infants of vegetarian mothers and identification of an acceptable dietary source of vitamin B12. Am J Clin Nutr. 1988; 47: 89-92

Specker BL, Wey HE, Miller D. Differences in fatty acid composition of human milk in vegetarian and nonvegetarian women: Long term effect of diet. J Pediatr Gastroenterol Nutr. 1987; 6: 764-768

Tonstad S, Butler T, Yan R, Fraser GE. Type of vegetarian diet, body weight and prevalence of type 2 diabetes. Diabetes Care 2009; 32: 791-6.

UK Committee on Toxicity: Phytoestrogens and Health. Committee on Toxicity of Chemicals in Food, Consumer Products and the Environment, London 2003. Internet: https://cot.food.gov.uk/sites/default/files/cot/phytoreport0503.pdf (Zugriff: 18.11.2016)

Vandenplas Y, Castrellon P.G., Rivas R., Gutiérrez C. J., Garcia L. D., Jimenez J. E., Alarcon P. et al. Safety of soya-based infant formulas in children. British Journal of Nutrition 2014; 111(08): 1340-1360.

Veganwelt. Internet: http://www.veganwelt.de/inhalt/vegan/v-faq.html (Zugriff: 18.11..2016)

Verkleij – Hagoort AC, De Vries JH, Ursem NT, De Jonge R, et al. Dietary intake of B- vitamins in mothers born a child with a congenital heart defect. Eur J Nutr 2006; 45 (8): 478-86.

Wabitsch M., Koletzko B., & Moß A. Vitamin-D-Versorgung im Säuglings-, Kindes-und Jugendalter. Monatsschrift Kinderheilkunde 2011; 159(8): 766-774.

Waldmann A, Dörr B, Koschizke JW, Leitmann C, Hahn A. Dietary intake of vitamin B_6 and concentration of vitamin B_6 in blood samples of German vegans. Public Health Nutr 2006; 9 (6): 779- 84.

Wasserman, D., & Mangels, R. Simply vegan: Quick vegetarian meals (3rd ed.). Baltimore: Vegetarian Resource Group, 1999.

Zimmermann MB. The impact of iodised salt or iodine supplements on iodine status during pregnancy, lactation and infancy. Public Health Nutr 2007; 10 (12A): 1584-95.

Anhang

Im Folgenden wird der Fragebogen, der für die Erfahrungsberichte herangezogen wurde, angeführt.

1. Wie alt sind Sie? Wie alt ist/sind ihr/e Kind/Kinder?
2. Wie viele Kinder haben Sie?
3. Falls mehr als 1, ernähren sie alle ihre Kinder vegan?
4. Wie lange ernähren Sie sich schon vegan/vegetarisch? Waren Sie während der Schwangerschaft vegan? Wie lange vor der Schwangerschaft?
5. Gab es Komplikationen in der Schwangerschaft/ bei der Geburt?
6. Welche Vorbereitungen wurden getroffen? Wie haben Sie sich informiert?
7. Haben Sie einen Arzt, der die vegane Lebensweise unterstützt?
8. Wie hat Ihr Arzt sie unterstützt?
9. Unterscheidet/n sich Ihr/e Kind/er von anderen Kindern? Wenn ja, wie?
10. Ist/ Sind ihr/e Kind/er oft krank? Sind Sie oft krank?
11. Hatten Sie jemals einen Mangel? Wenn ja, welchen?
12. Wie oft lassen sie ein Blutbild machen?
13. Supplementieren Sie? Wenn ja, was?
14. Haben Sie während der Schwangerschaft/ Stillzeit supplementiert?
15. Bekommt/en Ihr/e Kind/er Supplemente?
16. Bis wann haben Sie gestillt? Ab wann Beikost?
17. Welche Art von Beikost geben/gaben Sie? Worauf achten Sie?
18. Darf das Kind z.B. Partys, im Kindergarten, in der Schule, etc. auch Sachen kosten, die nicht vegan sind?
19. Wie sprechen Sie mit Ihrem/n Kind/ern über das Thema?
20. Haben sie öfters das Gefühl, dass Sie verurteilt werden, weil Sie Ihr/e Kind/er vegan ernähren?